福建民国时期中医学校教材丛刊

——莆田国医专科学校卷·第七册

总 主 编　李灿东　苏友新

执行主编　陈　苹　王尊旺　陈建群

全国百佳图书出版单位

中国中医药出版社

·北　京·

本册目录

莆田国医专科学校讲義

针 灸

（一册）

民国三十四年五月重订

《针灸》引言

《针灸》为莆田国医专科学校教材之一，编者不详，首页标注“本龙游邱茂良稿”，说明本书是在浙江龙游人邱茂良所编写的针灸书稿基础上改编而成。本书共分二章。第一章为绪论，简述针灸在治疗中的作用和意义，强调针灸的疗效为世界各国所承认，中国必须发扬光大针灸，“兹以古人所言，参以拙见，撰成此篇，与诸同学共研究之”。这也说明了本书的教材性质。第二章分门取穴，分总论和分论。总论部分概述了气血寒热虚实六门和风门、湿门的取穴位置和主要功能。分论分列伤寒、温热、暑病、霍乱、中风、惊风、痉厥、癫狂、疟、泄痢、咳嗽、痰饮、哮喘、虚劳、吐衄、呕吐、噎膈、膨胀、癥瘕、五积、三消、黄疸、汗病、多寐、疝气、遗精、淋浊、癃闭、便血、妇女经病、脚气、痿痹、颈部、目疾、耳疾、鼻疾、牙齿、口舌、咽喉、小儿疳症、胸腹、腰背等内外妇儿各科疾病的症状、病因、针灸治疗方法和治疗原理。书后附求种痧症、医治真性霍乱针药并治法、针灸起源和演变等内容。

莆田縣國醫專校鍼灸治療學講義

本龍游邱茂良稿

第一章 緒論

疾病為人生所難免，救治之道全賴乎醫，所以治療疾病乃醫學之上乘也。業之精者，可以療疾苦濟生民，故范文公有言曰：不為良相便為良醫。良相良醫同所以濟生民也。然業而不精，則反為殺人之利器，比比擬及，尤有甚焉，此所謂庸醫殺人者也。是又嘗聞古人有云：醫學一道，君子不為。蓋醫者操生命之權，救治得失，生死繫之，非醫學之不足貴，乃世醫學之可危也。然則吾儕既從事研習醫學，俾將來壽世壽民，非有深刻研究，曷能幸然從事為乎

[illegible]

研究医学，自当从生理、病理、诊断各科入手，而治疗一科尤不可缺。考国医治疗疾病之方法，约分为推拿、祝由、针灸、汤药等等各科，皆有所长，而其中最便利敏捷，效宏收伟，莫针灸若焉。盖针灸治病，认症既明，取穴准确，竟能以一针一艾之微，起沉疴痼疾于顷俄之间。如扁鹊之刺维会，元化之针脑空，后世视为奇绩，传为美谈者也。且汤药治病，倘稍不慎，虽有差误，则轻病转重，重病转危，世之为药误者多矣。针灸治病，取穴不准，则惟无效而已。总之，择病之与取穴之观，手与则针灸学术之贵重可概见矣。设学之士，以平之理义与手术，皆难于是研究。莆田萧少斯道逊日漢醫。矧茲歐風東漸。西學盛興。國人喜新厭故。不特不將固有之國粹發揚而光大之。且有倡言廢除者。良可悲也。試觀德日諸邦。為西學最發達之地。近尤潛心研究漢醫之鍼灸學。足見此道於治療上之有價值矣。而反視我國。則以敝屣目之。此無異舍珠玉而求敗絮也。茲以古人所言。參以拙見。撰成此篇。與諸同學共研究之。則互相切磋。不特有益于學問之進步。且於鍼灸學前途。有厚望焉。

第二章　分門取穴

疾病之生。不離氣血。故湯液治病。有入血分之藥。有入氣分之藥。

病之變化多端。則又不離寒熱虛實四則。寒則溫之。熱則清之。虛則補之。實則瀉之。此為治病之不二法門。故藥物治病有寒熱補瀉之別。鍼灸亦然也。鍼灸之取穴。無易湯液之擬藥。爰將普通常用之穴。分別氣血寒熱虛實六門。言其主要功用。俾臨症時易於採取焉。

氣門

少商 宣泄肺氣在大指內側去爪甲如韮叶。中府 理肺利氣、在乳頭直上三寸旁開一寸、雲門 開胸降氣、在中府上一寸六分、經渠 降肺氣治氣逆、在腕後五分、商陽 泄大腸之氣、兼泄肺氣、在食指內側、去爪角如韮葉、

合谷 宣泄肺氣之鬱結、在虎口歧骨間、曲池 行氣、在肘外輔骨之陷中、內庭 疏通腸胃之氣、在次趾中趾之間、

豐隆泄瀉肺氣化痰治哮足三里升氣降氣調中氣、隱白升陽氣治
喘、在外踝上八寸、在膝眼下三寸、嘔逆、在大
趾內側去爪公孫治脾胃之氣上逆而止風門驅風治嘔逆上氣
角如韭叶、嘔吐、在大趾本節後一寸、喘臥不安、在第二
推下、旁開肺俞專治肺病、宣泄肺氣、治咳嗽嘔喘、厥陰俞治胸
一寸五分、在第三推下、旁開一寸五分、中膈
氣嘔吐、在第四推下、肝俞專治肝病、能泄肝氣、治肝氣之橫膽俞
旁開一寸五分、逆、在第九推下、旁開一寸五分、
泄肝膽之氣上逆治翻胃食不下、大腸俞能疏腸通中氣化、在第
在第十推下、旁開一寸五分、十六推下、旁開一寸五分、
膀胱俞能疏通膀胱之氣化、而通調小便、照海能引氣下行、俞府
在第十九推下、旁開一寸五分、在內踝下五分、
開肺氣、治欬逆上氣嘔吐內關能調脾胃之氣、治嘔逆陽陵泉行
不食、在璇璣旁二寸、上氣、在大陵上二寸、氣
導濁、在膝下一寸、外尖足臨泣泄肝氣、治胸滿氣喘、在足氣海通
骨前之陷凹處、小趾次趾本節後、治
一切氣病、振陽氣、利建里調理中焦之氣、治心痛上氣中脘專理
氣、在臍下一寸五分、嘔逆不食、在中脘下一寸、腸胃

治療類 二

之氣、而助消化、在臍上四寸、下脘功用同上、在建里下一寸、上脘功用同上、在臍上五寸、巨闕治咳逆上氣、胸滿氣痛、在臍上六寸、膻中治一切氣病、氣喘、短氣、喘哮、咳逆、噎氣、翻胃、隔食、在兩乳之中間、天突治氣上逆、咳嗽哮喘、在結喉下二寸、大椎調和胃氣、在第一椎上、

豆、生、丸 外吾服

補合谷三陰交脫肛時 下脘

血門

尺澤止血、治吐血、在肘中約紋之中心、魚際治吐血、咳血、在大指本節後赤白肉際、太淵治咳嗽咳血、在寸口前橫紋上、少商刺出血、能使氣血流通、商陽刺出血、功用同上、二間能治鼻衄、在食指第三節之前內側、合谷治牙衄、在虎口歧骨間、曲池行血、治婦人經水不行、在屈肘橫紋頭、迎香治鼻衄血、在鼻孔旁五分、天樞治嘔血、女人月水不調、漏下或血結成塊、在臍旁二寸、足三里破瘀血、治吐血、咳血、在膝眼下三寸、內庭治齒衄、鼻衄、在次趾中趾之間、三陰交通經行瘀、清血、生血涼血、固血、在內踝上三寸、地機治月事不調、在膝五寸內側、血

海 功用同上、在膝膕上二寸

腹哀 治大便膿血、在中脘旁四寸、

少衝 刺出血、能行通氣血、在小指內廉之端、去爪甲如韮叶、

少澤 刺出血、功用同上、在小指外側爪甲旁、

風門 治鼻衄不止、在第二椎旁一寸五分、

肺俞 治咳嗽吐血、在第三椎下旁開一寸五分、

心俞 治嘔血咳血、在第五椎下旁開一寸五分、

肝俞 治嘔血咳血在第九椎下旁開一寸五分、

膈俞 通治一切血痛、凡屬血症、均宜取之、在第七椎下旁開一寸五分、

委中 清血解血中之毒在膝膕窩之正中、

合陽 治女子漏血不止、在委中下二寸、

照海 灸之治月事不行、在內踝骨下四分

交信 功用與合陽同、在內踝上二寸、

大陵 治喘咳嘔血、在手腕橫紋之陷中、

中衝 刺出血、能通行氣血、在中指之端去爪甲如韮叶、

關衝 功用同上、在無名指外側去爪甲如韮叶、

大敦 治血崩、漏下不

針灸治療學　四

止、在大趾爪甲後叢毛中、

行間 行瘀、破血結、在大趾次趾合縫後五分、

太沖 通經行瘀養血涼血、在行間後寸半、

曲泉 清血涼血養血、在屈膝橫紋陷中、

中極 治婦人血崩血不止、或月事不通、或產後惡露不行、血結成塊、在臍下四寸、

關元 功用同上、在中極上一寸、

氣海 功用同上、在臍下寸半

陰交 功用同上、在臍下一寸、

虛門　虛則補之

太淵 生津液潤肺、

天樞 灸之治虛損勞弱、

足三里、補脾胃益氣血、

上巨虛 益胃

隱白 補脾益氣

公孫 補中運脾陽、

三陰交、補三陰之虛損益精生氣血、灸之則補陽氣、

漏谷 益精、治失精、在三陰

交上三寸

地機補脾、益陰精、在膝下五寸內側、火冲養津液、

肺俞補肺、治虛勞、

心俞補氣血之不足、

膈俞養血生血、

肝俞益肝、補氣血、

魄戶治虛勞肺痿、在第三椎下旁開三寸、

膏肓俞補虛損、益精氣、治虛羸瘦損、夢遺失精、在第四椎下旁下三寸、

脾俞補脾胃、助消化、在第十一椎下旁開寸半、

胃俞功用同上、在第十二椎下旁開寸半、

向伏兔內四　下一寸

腎俞益精、補腎陰、壯腎陽、在十四椎下旁開寸半、

關元俞補虛、腸胃虛實泄瀉、在十七椎下旁開寸半、

中膂俞補腎陰、治腎虛消渴、在二十椎下旁開寸半、

湧泉補腎益精滋陰退虛熱、在足掌心中、

太谿益腎滋陰、在內踝後五分、

交信補腎滋陰、在內踝二寸、

復留功用同上、在內踝上二寸、

間使治陰虛盜汗、

支溝生津液、潤大便、在陽池後三寸、

行間益肝滋陰、在大趾次趾合縫後五分、

太冲養肝陰、在行間後寸半、

曲泉

戚　灸　日

五

養肝、補血、在膝内側、屈膝横紋與陷中、

中極治下元虛冷、在臍下四寸、

曲骨補真氣益精、在中極下一寸、

關元固下元、益精氣、治諸虛百損、在中極上一寸、

氣海固下元、益陽氣、補腎陰、在臍下寸半、

神闕灸之益陽氣、治陽氣之欲脫、在臍中、

中脘補胃、助消化、在臍上四寸、

上脘功用同上、在中脘上一寸、

下脘功用同上、在中脘下二寸、

命門補腎益精、治虛滑、退骨蒸癆熱、在十四椎下、

實門　實則瀉之

神門在腕後豌豆骨之下陷中、

少冲小指内側、

通里俱瀉心、在腕側後一寸、

湧泉在足掌心、

然谷在公孫後一寸、

太谿俱瀉腎、在内踝後五分、

公孫大趾本節下一寸、

商邱在内踝骨下微前陷凹、

陰陵泉

俱瀉脾、在膝下内輔骨下陷中、大陵在手腕横紋之陷中、勞宮在掌心、内關在大陵上二寸、曲澤在肘

内廉下之陷凹中、中衝俱瀉心包、中指之端、中府在乳上三寸外開一寸、少商　魚際　尺澤

列缺俱瀉肺、行間　太衝在大趾節寸半、曲泉俱瀉肝、在曲膝之横紋端、商陽　二間

合谷　曲池瀉大腸、内庭　足三里俱瀉胃、少澤　少海俱瀉小腸、在尺骨之端、去

肘尖五分陷中、委中瀉膀胱、關沖　外關腕後二寸、支溝俱瀉三焦、腕後三寸、竅陰在第四趾外側

爪甲角、足臨泣在足小趾次趾本節後、去俠谿一寸五分、陽陵泉俱瀉膽、在膝下一寸外尖骨前之陷凹處、

膻中　氣海俱瀉氣、血海　膈俞俱瀉血、關元瀉膀胱、天樞泄胃腸、通腸逐穢

咸

一、

中脘瀉府導濁、豐隆瀉痰濁、通大便、上脘瀉胸膈、期門瀉肝、

寒門 寒則溫之

中脘溫中暖府，治腸胃有寒、脘及腹一切寒冷、氣海治腹中一切冷、溫中下二焦。關元溫下焦暖子宮、振陽氣。

章門治臟寒積聚、在臍旁季肋端、心俞振陽氣、溫氣血、神闕溫暖胃腸而回陽、三里治胃寒、腹中寒冷、

三陰交溫中下焦、治血寒、一切寒冷、公孫理心腹寒、陰陵泉理脾寒、溫中焦、隱白溫脾壯陽、理中下焦寒、

曲泉理血寒、腹中寒冷、然谷溫下元、助腎火、命門 腎俞功用全上 大椎發表寒、後谿同上

陶道同上 大敦溫肝治寒疝、

熱門 熱則清之

少商 尺澤 魚際 肺俞俱清肺熱 列缺 經渠退表熱、商陽 二間清陽明經熱退身熱、合谷清氣分及頭面諸竅之熱、曲池退身熱清氣血表諸熱、天樞清腸胃之熱、足三里清胃腑熱、豐隆降胃熱化熱痰、解谿清胃熱、在足腕上繫鞋帶處、內庭功用仝上 衝陽鍼出血能退熱、在足跗上五寸、足背最高之部、厲兌清胃熱、大都清脾熱、三陰交清血熱、平肝熱、陰陵泉清脾熱、及胸中熱、血海清血熱、神門 通里 少府俱清心熱、

少冲刺出血清血熱、少澤功用同上 後谿清裡熱、大杼驅表熱、風門清胸背之熱、心俞清心

鍼灸學

熱、瀉五臟之熱、膈俞清血熱、肝俞清肝熱主瀉五臟之熱。脾俞功用仝上腎俞功用同上小腸俞清腸中之熱、中膂俞清腎熱、委中刺出血、清血中之熱毒、主瀉四肢之熱、湧泉清腎熱、治病後餘熱不解、及熱厥、太谿清熱養陰、曲澤清心包之熱、治身熱煩渴、間使清心包解胸中熱、內關功用同上勞宮清心包、退身熱、中衝刺出血、清血熱、關沖功用同上外關治一切外感身熱、支溝清三焦之熱、絲竹空清頭目熱、在眉毛梢外端陷中、陽陵泉降肝膽熱、懸鐘清三陽及腦熱、在外踝上三寸。足臨泣清肝胆熱、竅陰功用同上行間清肝腎之熱、上脘清心胃熱、中脘清胃熱、命門清虛熱、陶道解表熱、退身熱、大椎功用同上百會清頭部熱、及腦熱、

金津玉液　出血清胃熱而生津液舌下紫絡、

六氣病分門取穴

六氣者。風寒溼熱燥火是也。以其能病人。故曰六淫。又曰外邪。六氣之中。寒氣則於寒門中酌量取穴治療之。熱氣則於熱門中求之。燥與火可於熱門與虛門清熱生津諸穴治療之。惟風與濕則不能概括於四門中。茲再彙集治風治溼諸穴。分別二門。

風門

魚際　解外感風寒之邪、列缺　解外風治頭風、合谷　解表驅風寒、頭維　驅風治頭痛、大杼　解表驅風　風門能治一切風病、**肺俞**驅風、治風寒咳嗽、**風池**治頭風、外感風邪、**環跳**搜經絡之風、治冷風溼痹、在髀樞之宛陷中、**肩顒**搜周身四肢經絡之風、**曲池**搜周身風邪、**風市**治腰腿之風、在膝上外廉兩筋中、**陽陵泉**舒筋絡、搜四肢之風、**風府**專治風病、凡外感風邪及驚風中風等均能治之、**百會**治頭風及暴中風、**水溝**治暴中風及頭面風邪、在鼻下溝之正中、

委中治腰腿風、**三里**搜四肢風、

濕門

足三里燥溼祛溼、**上巨虛**祛溼、在三里下三寸、**下巨虛**功用同上、在三里下五寸、**三陰交**化濕行濕、

陰陵泉滲濕利小便、**脾俞**化寒濕、醒脾快胃、**胃俞**功用同上、**委中**利濕、**承山**化脾胃之濕而

助消化；在委中下八寸腨肉之間。陽陵泉功用行濕、崑崙全上。太谿功用利濕、然谷全上。複溜功用化濕、內關利濕，治濕痰滯於脾胃、懸鍾祛濕、水分利小便滲濕而治水腫、中脘化脾胃之濕、天樞功用同上、至陽化腸胃之濕。

第一節　傷寒門

難經曰。傷寒有五。曰中風。曰傷寒。曰濕溫。曰溫熱。曰溫病。故傷寒者。概括外感諸症而言也。凡疾病之由外受者。謂外感。外感之邪。由皮毛而腠理而後傳入經絡臟腑。引起人身之內臟血液神經等起變化。此傷寒之所由作也。漢時張仲景將傷寒之症狀分屬於太陽。陽明。少陽。太陰。少陰。厥陰。六經論治。三陽症中。則有表症腑症。三陰症中。則有寒化熱化。六經之中。復有合病併病傳變等等。分條縷析。於所著傷寒論中言之極詳。爲後世醫家治療傷寒之正宗。惟全書洋洋數萬言。非短期間所能研究。茲挈六經之提綱。舍其湯藥之方劑。參入鍼灸之治法。分別言之。欲得其詳者。非讀傷寒論全書不可也。

太陽

症狀　頭項強痛。惡寒。脈浮。如兼體痛嘔逆。無汗脈緊者。爲傷寒。如兼發熱。汗出惡風。脈緩者。爲中風。

病因　傷寒有廣義狹義二種。廣義之傷寒。概括外感諸病而言。狹義之傷寒。即本條太陽病之傷寒症也、外感之邪。侵入人身之表部。名太陽病。爲風襲入化病之第一期也。人身感受外界之寒邪。血管收縮。故脈浮緊。血液凝固。故頭項強痛。寒邪外束。周身之毛孔閉塞。故無汗。肺氣不宣。故嘔逆。毛孔閉塞。體温不能外達。故惡寒。如感受風邪。則風屬温化。能使神經興奮。促進汗腺之排泄機能。故汗出。汗腺弛張。毛孔不閉。故惡風。體温因汗出而外達。故發熱。

治療　風府針瀉　合谷同上　頭維同上　風門針灸

鍼灸處[illegible]

治理　風寒之邪。侵襲肌表。治宜解表。故鍼風府門驅逐風寒。合谷疏表發汗。風府頭維。治頭項之強痛。以其能直達病灶。而疏通該部之凝固也。諸穴合針。則有疏解表邪。和榮諧衛之功。

症狀

太陽腑病

太陽病發汗後。脈浮。發熱。渴欲飲水。水入則吐。少腹硬痛。小便不利。此為蓄水症。若少腹硬痛。脈微而沈。小便自利。其人如狂。此為蓄血症。

病因。　太陽之腑為膀胱。俗稱尿胞。為貯尿之囊。其底旁左右。各有輸尿管一條。通於腎臟，人身飲入之水。由腎臟分泌後。再由輸尿管而入膀胱。貯蓄既滿。則由膀胱之排尿口從尿道泄出。若病邪入膀胱。則排尿口因病邪之刺激。而括約閉鎖。是以小便不利。愈積愈多。因而脹滿。故少腹發硬而痛。同時腎臟因膀胱不能排泄。其分泌機能亦受障礙。既不能分泌。自不能吸收。故雖渴欲飲水而水入即吐也。若蓄血症。則因病邪入於血管。腎臟分泌不能得力。則熱邪并入血中。自膀胱而出。若一時盡下。則病自解。無容醫治。故傷寒論有太陽病不解。熱結膀胱。其人如狂。血自下。

鍼灸學

下則癃之明文。若結於膀胱而不下。或下而不盡。故雖小便通利。而少腹仍硬痛也。

治療

蓄水——大椎針 曲池同上 陰陵泉 足三里 小腸俞 中極 膀胱俞 以上均針。

蓄血——中極 三里 神門 内關 膀胱俞 以上均針。

治理

蓄水蓄血原屬二症。症雖各異。然蓄於膀胱則一也。故皆宜鍼中極膀胱俞二穴。以行膀胱中所結之血與水也。足三里。宜洩膀胱之氣化。而使之下行也。蓄水者則佐陰陵與小腸俞通利小便。大椎、曲池退熱止渴。蓄血者則加鍼神門、内關、以二穴能安神定志。而清熱、以治其狂也。

陽明

症狀 壯熱煩躁不惡寒。大渴引飲。大汗出。脉洪大而數。唇口乾燥。此為陽明經病。如潮熱譫語。口臭氣粗。腹痛拒按。矢氣頻轉。大便秘結。小便短少。脉沈實有力。甚則沈伏。此為陽明府症。

病因 （經病）有由于太陽病。失于調治。轉屬陽明。或由體氣衰弱。風寒之邪。長驅直入而成。蓋風寒之邪襲入人身。體溫不能外達。故發熱。久而不解。則體溫亢盛。故壯熱。表邪已罷。

故不惡寒。臟腑受高熱之薰灼故煩躁。因其熱度過高。津液受其蒸迫。故大汗出。因大汗大熱津液被奪。臟腑肌肉。失其滋潤。故唇舌乾燥。而口發渴。欲飲水以自救也。熱盛則脈管張縮強而速。故脈亦洪大而數。

(再延)陽明之腑為胃。良由熱邪深伏于腸胃。故肌膚反不覺大熱。而為發作有時之潮熱。胃中之迷走神經受高熱之刺激。影響于腦。腦神經失其正常之知覺。故譫言妄語。神識糢糊。熱則灼津。腸胃枯燥。失其蠕動之能力。不能滋潤糟粕以排泄之。結于腸中。而成燥屎。故大便不行。穢臭之氣。則由肛門泄出。故矢氣頻轉。因燥屎停滯腸中。故腹痛而拒按。津液為大熱所劫。腎臟無從吸收水分。分泌量減少。故小便短少也。

治療 二間 三間 合谷 曲池 內庭 解谿 中脘 足三里 支溝 均針瀉 照海

治理 陽明經病。為熱邪蘊于腸胃。其主要症為熱。故取大腸經之二間三間曲池及胃經之內庭解谿等穴。以瀉其熱。此治經病之法也。腑病不但腸胃熱。且腸中有燥屎。則其主要症為燥屎。仲師有急下存津之法。故取支溝照海。以通

針灸學

大便。佐中脘足三里。以疏通腸胃之氣。兼鍼經病各穴以清熱。此治腑症之法也。

少陽

症狀 寒熱往來。胸脇苦滿。默默不欲食飲。心煩喜嘔。口苦咽乾。頭痛在側。目眩耳聾。脈弦細。或弦數。

病因 或由太陽傳變而來。或由風寒直入而成。太陽之邪在表。故曰表症。陽明之邪在裏。故曰裏症。少陽之邪。既不在表。又不在裏。而在於胸膜肋膜及橫膈膜等處。軀殼之內。臟腑之外。介乎表裏之間。故曰半表半裏症。邪在表則惡寒。

在裏則發熱。少陽之邪。在半表半裏。故有表症之惡寒復有裏症之發熱。而成寒熱往來之現象。因其邪在胸膜肋膜橫膈等處。附近之肝脾膵三臟。亦因之而腫大。氣血不能暢行。故胸脇部自覺滿悶。同時胃之消化機能。亦受病邪之影響。故默默不欲食。橫膈膜痙攣。故欲嘔。少陽之腑為胆。胆得熱則分泌力亢進。胆汁上溢。故口苦。胸脇部發熱。故心煩而咽乾。病邪上衝頭部。血管鬱血。故頭痛。耳部之聽神經。與目部之視神經。因受邪之影響。而發生變化。故目眩耳聾。

鍼灸學

治療　臨泣　厥陰　期門　中渚　間使

治理　臨泣為少陽之俞。能治胃滿目眩。厥陰為少陽之井。能治耳聾鼻口乾心煩。中渚泄少陽之氣。間使除寒熱。期門直泄胸脇中之邪。以其位居乳下。故能直達病灶。而清胆中之熱。

按傷寒三陽經中。太陽陽明各有經病腑病。前人區別甚詳。惟少陽腑症獨缺。謝利恒先生謂目眩口苦係胆火上炎。胸脇苦滿係胆火擾胃。寒熱往來係三焦不和。是少陽見症之目眩口苦胸滿嘔吐寒熱往來五症。俱屬於腑。惟耳聾脇痛為經絡病。經病腑病。往往齊見而混合。故小柴胡湯一方。亦經腑合治而不分。並非少陽無腑病也。又按俞根初先生通俗傷寒論則謂寒熱往來耳聾脇痛為經病目眩咽乾。口苦善嘔。膈中氣塞為腑病。二說雖畧有不同。而經腑每多合病不必為之強分也。本篇少陽條。於經腑合而言之。而治療條中。所取各穴。於已概括經病腑病之治法矣。

太陰

症狀　腹滿而吐。食不下。時腹自痛自利不渴。脈遲或細。舌苔白。

是為寒化兼壯熱。煩渴。舌苔焦黃。脈洪數者為熱化。

病因

凡病邪侵入人身。正氣出而抵抗。正邪相搏而發生種種現象。是謂病証。然人之體質有強弱。年齡有盛衰。年富質強者。正氣之力有餘。與病邪相抵抗。則成機能亢進之現象。是謂陽症。即熱化也。年老質衰者。正氣之力不足。與病邪抵抗。則顯機能衰減之現象。是為陰症。即寒化也。故受病之原因雖同。而為寒化熱化。則每因病者體質之強弱為各異也。夫太陰者脾臟也。古人以上列諸症為脾病實則即腸胃病也。寒化症乃由體質孱弱。冷氣內侵。或飲食生冷，以致腸胃受寒，飲食留滯于中，不能消化，故腹脹滿而痛，而飲食不進也。因其為寒化，故口不渴。血液寒則凝泣，血行緩慢，故脈遲或細。若夫熱化，則體溫增高，故壯熱，水分因熱而消奪，故口渴舌焦。此寒化熱化之別也。至於吐利，為寒化熱化皆有之症。蓋腸胃得寒則血管收縮，失其吸收作用，故上逆而為吐，下注而為利。得熱則蠕動亢進，血管不及吸收，故亦為吐利也。

治療

寒化　隱白　公孫　足三里　中脘　章門

熱化　少商　三陰交　隱白　大都　中脘　天樞

鍼灸學

治理　隱白為太陰之井。故能治腹滿。公孫與三里。能引氣下行。以止嘔吐。佐章門直達病灶。則止嘔吐之功益偉。中脘促進腸胃之消化與分泌機能。而治自利。灸之則增加溫度以驅寒。熱化則取少商以泄熱。三陰交清熱而養津液。隱白大都。止嘔而泄太陰之熱。中脘天樞。直泄腸胃之熱邪。而制止其蠕動之亢進。則無吐利之患矣

少陰

症狀　目瞑踡卧。聲低息微。不欲食。身重惡寒。四肢厥逆。腹痛泄瀉。自利清谷。口不渴。脈細緩。舌白。此為挾水而動之寒化

症若心煩不寐。肌膚灼燥，小便短數。脉虚數。舌光紅，少津液，此為挾火而動之熱化症。

病因

腎虛之體。外邪侵襲。腎經陽虛者。則挾水而動。腎陰虛者。則挾火而動。挾水而動者。是為寒化。為全體機能衰減之病也。下焦虛寒。體温減低。不能達於四肢。故惡寒而四肢厥逆。寒邪過盛。血流緩滯。心臟衰弱。故聲低息微。不欲言語。而脉細緩。四肢之神經與血管。得寒而收縮。故身疼而踡臥。腸胃不能消化。腎臟失于吸收。故泄瀉而自利清谷。挾火而動者。是為熱化。則因體温亢進。津液大傷。故肌膚灼爍。神經因熱而興奮。故心煩而不能安寐。津液少則血管空虛。體溫高則血行迅速。故脈虛數。

治療　寒化　腎俞　肓俞　關元　太谿　復溜各穴均灸

熱化　湧泉　照海　復溜　至陰　通谷　神門　大谿

治理　寒化屬腎陽虛。故灸腎俞以溫腎。關元驅腸胃之寒。佐肓俞所以治腹痛也。太谿為少陰之俞。復溜為少陰之經。灸之能治身重惡寒。熱化。刺湧泉照海復溜太谿以泄少陰之熱而生津液。至陰為膀胱之井。通谷為膀胱之滎。鍼之以泄膀胱之熱。少陰病而取膀胱之穴者。腎與膀胱相表裏故也。

厥陰

症狀

張目直視煩躁不眠。熱甚不惡寒。口臭氣粗。四肢厥冷。心胸灼熱。熱深厥深。或下利膿血。或喉爛舌腐。脈弦數而洪。舌紅或紫或絳。此為純陽症。若四肢厥冷。爪甲青黑。腹中拘急。下利清谷。嘔吐酸苦。脈細遲。或沉。此為純陰症。腹若中痛攣。四肢厥冷。吐利交作。心中煩熱。渴喜飲冷。飲下即吐。煩渴躁擾。脈象細弦。或細數不靜。舌或黃或白。舌質紅。似潤而齒乾。此為陰陽錯雜症。

八

鍼科學

病因

厥陰為六經之極裏。陰之盡。陽之生。故有純陽症有純陰。又有陰陽錯雜症。純陽症由熱邪傳變而來。純陰症為寒邪直中而得。陰陽錯雜症為直中之寒邪與傳變之熱邪。互相錯亂而成。兹分別言之。

（純陽症）熱邪傳入厥陰。體溫極高。故熱甚而不惡寒。厥陰屬肝。肝熱上衝。故目開而直視。熱盛則氣血沸騰。故煩躁不眠。胸脇灼熱。因其內有急劇之熱。氣血內趨。以事救濟。不能充達於四肢。故四肢反覺清冷。內熱愈盛。則厥冷亦愈甚。故曰熱深厥亦深。喉舌為熱邪之薰灼。而喉爛舌腐熱邪入陽中。腸壁發炎。腸膜潰爛。故下利膿血。（純陰者）而邪直中厥陰。體温之生成因之減少。不能達於四末。故四肢厥冷。與純陽症之因熱而厥者。適得其反。其辨別之法。先熱而後厥者為熱厥。不熱而厥者為寒厥。寒邪盛。則血行瘀滯。故爪甲青黑。腸胃得寒而不運化。故下利清谷。嘔吐。飲水。陰陽錯雜症。陰陽錯雜。寒熱互見。故有陰症之吐利厥冷。腹中痛攣等症。復有陽症之心中疼熱。渴欲飲冷等症。然非純熱。故雖飲冷而飲下即吐也。

治療　純陽症。　大敦　中封　期門　靈道　肝俞

純陰症。　肝俞　行間　中脘　期門

[illegible]理　陰陽錯雜症。　中封　靈道　關元　間使　肝俞

合理　純陽症為熱邪。故宜鍼以瀉之。大敦為厥陰之井。中封為厥陰之經。鍼之所以清泄厥陰之熱也。期門肝俞泄肝氣。靈道退身熱。純陰症為寒邪。故宜灸以溫之。灸肝俞行間期門者。驅厥陰之寒邪也。灸中脘關元為直接驅除陰寒之邪而治下利嘔吐腹部拘急等症。陰陽錯雜症為寒熱互見。故鍼中封靈道以泄熱。灸關元間使以驅寒。

第二節　溫熱

傷寒與溫熱。皆外感病也。惟外邪之侵襲人身。因其所入之部位不同。故所受之氣邪各異。其所病則異焉。夫傷寒為感受外界之寒邪。由毛竅而入。漸次傳裏。初起必有惡寒見症。入陽明。始從熱化。故其發現大熱。時必在數日以後。其發也緩。而溫熱則不然。蓋溫熱之邪。從口鼻而入。初起少惡寒症狀。即有之亦甚微而易解。旋即大熱口渴。或神昏譫語。相繼而來。其發也暴。此傷寒溫熱辨別之大要也。茲復採戴北山廣溫熱論中傷寒與溫熱之辨別法五種撮要錄之如下。

一　辨氣　傷寒由外入內。室有病人無病氣。間有有病氣者。必

鑑辨[illegible]

待數日之後。轉入陽明經腑之時。若温熱之氣。從中蒸發於外。病初即有病氣觸人。以人身臟府津液逢蒸而敗（下畧）此節言傷寒無臭氣。温病則有臭氣也。

二 辨色 風寒主收斂。面色多光潔。温病主蒸散。面色多垢晦。或如油膩。或如烟蒸。望之可憎者。皆温熱之色也。

三 辨舌 風寒在表。舌多無苔。即有苔。亦薄而滑。漸傳入裏。方由白而轉黄。轉燥。轉黑。温熱頭痛發熱。舌上便有白苔。且厚而不滑。或色兼淡黄。或粗如積粉。傳入陽明。則兼二三色。或白苔且燥。又有至黑不燥者。則以兼色之故（下畧）

四　辨神　風寒中人。自知所苦。而神清。傳裏入胃。始有神昏譫語之時。溫病初起。便令人神情異常。而不知所苦。大概神昏者居多。且或擾亂驚悸。及問何所苦。則不自知。即間有神清而能自主者。亦多夢寐不安。閉目若有所見。（下略）

五　辨脈　溫熱之脈。傳變後與風寒頗同。初起時與風寒迥別。風寒初起。脈無不浮。溫邪從中道而出。一二日脈多沈。

讀戴氏文。則溫熱與傷寒之辨別。已甚明了。然所謂溫熱者。乃一切溫病熱病之總稱。病之屬於溫熱者。則有風溫、暑濕、濕毒、溫疫、濕溫、秋燥、冬溫、溫瘧等等。按其致病之原。有二。一曰外感溫熱。一

[illegible]

曰伏氣溫熱。外感溫熱者。即感受溫熱之邪。隨感隨發者是也。伏氣溫熱者。乃感受外邪。而不即病。潛伏人身。至相當時期而發。內經所謂冬傷於寒。春必病溫。冬不藏精。春必病溫等是也。夫病邪既襲人身。安可潛伏不動。相安無事。而經過此長時間始為病。貌視之。殊屬妄誕。然借證於西學。則知其為不謬。我中醫之所謂病邪。即西醫之所謂細菌。細菌侵襲人身。人身之體質強健。抵抗力強。則細菌亦末由施其技。而寄生于血液或藏府間。因而蕃殖。是謂潛伏期。發育既多。抵抗力不能支持。其病乃作。是謂發作期。伏氣溫熱之原。良有以也。

風温

症狀 微惡寒。發熱。頭痛咳嗽。胸悶自汗出。或見鼻衄舌黃或白

脈浮數。

病因 經云冬傷於寒。春必病溫。良由內有伏邪。至春令時屆溫暖。因受外邪之引誘而發此乃伏邪為病。其原理已述于前。亦有內無伏邪。因春時氣候溫暖。人身之陽氣外泄。腠理漸疏。猝遇時感。致成此疾。夫所謂風溫者。乃風中夾熱。氣人感觸之由口鼻而入于肺。肺氣不宣。故胸悶不舒。病邪積蓄肺部。氣管因之不利。致發咳嗽。若熱度較高。鼻部

鍼[illegible]

血管乃充血而破裂。血液溢于外。故鼻衄。熱量充實肌膚。故發熱頭痛。消血中廢物內蘊腦部毛細管鬱血。故頭部覺痛也。

治療　魚際　經渠　尺澤　二間　針瀉

治理　魚際為太陰之滎。功能解表熱。經渠為肺之經。能治咳嗽而除寒熱。尺澤為肺之合。所以泄肺中風熱之邪。肺與大腸相表裏。故取大腸之滎穴二間。以泄熱。且此穴亦有宣泄肺氣之功。針之以為諸穴之佐使也。

暑溫

症狀 頭痛壯熱。煩渴引飲。瞀悶喘促。甚則神志不清。汗出如瀋。

脈象洪數。或虛數。舌光濡。

病因 暑病之發於正夏者。名曰暑溫。蓋交夏暑熱當令。赤日懸空酷熱。如焚。人在氣交之中。感受暑熱之氣。因而成病者。是謂暑溫。暑熱之邪。侵襲人身。由肺直入。體溫增高。故壯熱。熱邪蒸迫津液外出。故汗出如瀋。煩渴飲引者。大熱傷津也。瞀悶喘促者。熱聚于肺。肺氣膨脹。而從氣管以排泄也。熱邪激越。腦神經被刺激。故神志不清。熱盛則脈洪數。津傷則脈虛細。舌光而色絳者。亦熱重津傷之故也。

治療　經渠　神門　湧泉　委中　陶道　支溝　神志不清

有加鍼人中。

治理　鍼經渠以其能泄肺之熱邪。而治胸悶喘促也。湧泉能清熱而增津。委中刺血以清血中暑熱之邪。支溝陶道退身熱。諸穴合針。則有清暑熱增津液之功。神門一穴。則專治神志不清。鍼而瀉之。亦有退熱之效。如神志不清者。則加鍼人中穴以醒神昏。以為神門之佐使。則其功效益佳也。

溫毒

症狀　壯熱面赤。大渴引飲。口氣穢濁。咽痛。喉腫。目紅。氣出如火。

病因

中心煩熱。神昏譫語。舌黃或紅。脈象洪數。

溫熱之邪。兼夾穢濁之毒。觸之成病。直干心包內臟。而入血分。其熱尤甚于暑溫。故不但壯熱煩渴。神昏譫語。更覺中心煩熱。呼出之氣如火也。咽喉過熱毒之薰灼。因而發炎而充血。故發生腫痛。熱毒上蒸目部。[illegible]發充血。故目赤。此症為濕熱病中最危最重之候。正如火之燎原。以汗下清其熱毒不足濟也。

治療

少商　商陽　中衝　關冲　少冲　少澤　委中俱刺出血。文溝　合谷　勞宮針瀉

義 [illegible]

鍼刺學　二十四

治理　少商為肺經之井。商陽為大腸經之井。中衝為心包絡之井。關衝為三焦之井。少衝為心之井。少澤為小腸之井。刺出血。所以泄各經之熱毒也。委中出血。則清血分之熱。合谷泄氣分之熱。勞宮為心包絡之滎。鍼之以清心包之熱。支溝為三焦之經。能泄三焦之熱。熱毒退。神志清。諸恙自解。

秋燥

病狀　初起惡風寒。發熱不汗。煩躁。咳嗽。胸悶。口渴。唇燥。舌無苔而燥。甚則喘。促咳逆。咯血。脅肋膺乳掣引而痛。不能轉側。

病因 燥氣為病。多起秋令。盖金風飄拂。燥烈之氣大行。人感之則成病。或暑熱内伏。復感外邪而發。凡燥氣傷人。首先犯肺。次傳于胃。燥邪傷肺。故痰喘胸悶。甚則喘促咳逆。肺熱過重。肺絡破裂。血從氣管上溢。故咯血。肺藏受病。而波及附近之胷脇臂乳等處。故亦引作痛也。

治療 少商　魚際　尺澤　内庭　金津　玉液　合谷

治理 少商為肺之井穴。鍼之則泄肺之燥熱。而兼治胷脇等處之痛。魚際尺澤合谷清泄肺熱。並能止咯血。内庭清

鍼灸學　　三十五

陽明之熱。金津玉液。則能生津止渴。谷穴相合。大有清燥熱潤肺止血之效用。

冬溫

症狀　身熱。微惡寒。自汗或不惡寒、頭痛、咳嗽、煩熱而渴。或咽痛。或面頰腫。甚則神昏譫語。黑斑燥。脈浮數。

病因　立冬以後。立春以前。所發之溫病。即名冬溫。夫冬月嚴寒。理無溫病。良由氣候反常。應寒而反溫。其不正之氣。中於人而發也。或平素嗜食溫熱、之品致内有蓄熱兼感外邪而發。溫邪在肺。則肺失清肅。溫邪鬱結于肺。故咳嗽。咽痛。溫邪上越。則面浮頰腫。溫邪在胃。則口渴引飲。熱盛犯腦。則神昏譫語。津液枯涸。則舌黑齒乾。冬溫見此。則爲危篤之候。頗難調治。亟宜清熱養津。或可挽救。

治療 魚際　合谷　液門　內庭　復溜　神門　間使

治理 魚際合谷。清泄肺中溫邪。液門清熱而能治咽腫。復溜清熱而生津液。內庭則泄胃中之熱邪。如神昏譫語者。則鍼神門間使以清之。若舌黑齒乾，速宜刺金津、玉液以復津液。不然，鮮不僨事也。

濕溫

症狀　初起微惡寒，繼則發熱，飲食少思，午前較輕，午後則劇。身痛頭重，脘腹悶滿，小溲短赤，面色垢濁，渴不喜飲，神志糢糊，甚則言語譫妄，舌苔厚膩垢濁，口糊，兩脈濡細或濡數。

病因　濕溫病多患于長夏秋初之時，蓋此時既多暑熱，每多淫雨，暑熱與雨濕交蒸，化生濕熱之邪，人感觸之輒病濕温。或飲食厚味。脾胃吸收作用減退。因而生濕。復感外邪而成。夫濕温之邪。侵襲人身則汗液停蓄而起鬱血。故初起。有微惡寒。及身痛頭重等症。惟不若傷寒之惡寒重也。濕熱之邪與體温相鬱蒸。故繼則蒸蒸發熱。熱度有時而升降。有時減輕。有時加劇。濕熱留于腸胃。運化失職。故不思飲食。胃中之飲食腐敗發酵。故脘腹脹滿。津液停滯而為痰濁。積貯于肺。故胸脇不舒。凡陽明之病。舌苔必厚。以其熱濁之熱上蒸也。故濕温證之舌苔亦厚臟。若舌質紅絳無苔。則為津液大傷。耗、毒亢盛之症。濕溫見此。勢難樂觀。若神志模糊。言語譫妄者。則為熱毒犯臟。病屬重候。然有濕溫初起。即模糊譫語者。則為濕痰蒙蔽神經使然。與盛熱犯臟之症。不可一例觀也。

治療 間使 太淵 期門 章門 中脘 大椎 曲池 合谷

治理 大椎曲池退身熱。太淵合谷宣泄肺中之熱。而化痰濁。期門 章門治胸脇痞滿。中脘促進腸胃之消化與吸收。使濕邪不致傳留。間使不但能清熱。且有治神昏之功用。故神昏譫語者。更不可不針也。

溫瘧

症狀 先熱後寒。熱重寒微。或但熱不寒。口渴引飲。骨節煩疼。時嘔。病以時作。起伏似瘧。舌苔黃或絳。脉弦數。

病因 古人謂此症由于冬令感受風之邪。潛伏人身。至夏月因暑熱之引誘而發。實則即感受溫熱之邪。而成溫熱性之瘧疾也。故其症狀與普通瘧疾相類。惟其純屬熱邪。故但熱不寒。或發輕微之寒。不若普通瘧疾之惡寒戰慄也。若大口渴引飲。舌乾或絳等等。皆為熱邪傷津之徵。時嘔者。

鍼灸學

則為熱邪犯胃也。

治療 後谿 大椎 間使

治理 大椎為手足三陽之會。功能泄熱。後谿能除寒熱。間使後谿亦為退熱之要穴。三穴合用。則能清泄溫熱之邪。且適治一切瘧疾頗具偉效。但治普通瘧疾。多加艾灸。用于寒症。則單針以泄熱。不可灸也。

二八

溫疫

症狀 發熱惡寒。口渴飲頻。頭[illegible][illegible]痛。齒色赤。舌上隱起紅點。胸悶身倦。甚則神昏譫語。舌黑唇焦。咽喉潰爛。為流行性之

病因 溫病且為溫熱病中危亟之症也。疫厲氣也。厲氣之結。或由天地之蘊成。或由人事之感搆。其發也每多各鄉各鎮。沿門闔户。相繼而發病狀相同。如役使然。故稱疫病。溫疫者。乃溫熱性之疫病。其中于人也。由口鼻而入心肺。熱毒鴟張。血液沸騰。故初起即現發熱口渴心煩咽腫等症。變化迅速。若不亟治。津液枯燥則舌黑唇焦。咽喉腫爛。神昏譫語等症相繼而來。可危孰甚。

治療 十二井穴 十宣穴 俱刺出血。 大椎 合谷 神門 內關 尺澤

治理　十二井穴與十宣穴刺出血者。所以泄血分中之熱毒。以防其内陷也。大椎曲池合谷所以退身熱也。神門内關尺澤取其能清心肺之熱。而療神昏譫語也。

附白痦

白痦一症。每多發於濕溫病中。伏暑春溫冬溫等症間或有之。然不多見。蓋濕溫之邪。侵襲人身最為纏綿難愈。故古人有濕為黏膩之邪。不易速療之說也。遷延日久。則因微汗頻濡。皮膚鬆浮。若一經大汗。則汗孔之皮膚。內含汗液。錠起而為白痦。色如晶瑩。小粒如粟。捫之纍纍。汗多痦密。汗少痦疏。無論其為多為少。皆為病邪欲解之佳象也。毋庸調治。兼有他症未罷者。則治他症。不須顧慮白㾦。茲特述其症狀。以為臨症時之參考也。

附癍

癍症多見于温毒温疫暑温等症中。良由熱盛或誤治而成。温熱之邪。混伏血液。血液不潔。得熱而沸騰。藉肌表以為透發之地。於是乎癍點現焉。色鮮紅。有跡無形。多發于胸腹肢體。為熱盛之徵。色紫者。熱毒更盛也。若色黑。則為熱極不治之症。古人謂斑黑胃爛者是也。治癍之法。則惟清泄血熱為不二法門。取穴宜委中尺澤十井穴等。均刺出血。庶乎血中之熱勢減。而癍亦退也。

第三節　暑病

暑為六氣之一。內經謂之暑。傷寒與金匱則謂之暍。暑為陽邪熱病居多。夏至以先。天來大熱。故經以先夏至日為病溫。後夏至日為病暑。誠以炎帝當令。天暑炎炎。熱熱蒸蒸。人感觸之則成暑病。然則富貴之家。避暑于深堂水閣。蔭樹深陰。似可不生暑病。殊不知大扇風車。任情恍性。過受陰涼。此所謂靜而得之者。為陰暑。貧賤之軀。則難或。若烈烈日之時。農夫田野。經商長途。奔走勞役。不辭辛苦。暑病因所難免。此所謂動而得之者。為陽暑。他如口腹之不節。恣食生冷。或起居失調。夜臥當風。此皆暑病之起因也。考古人之言暑。又有中暑暑厥伏暑暑等稱。茲分辨之。

中暑

症狀 身熱。或微惡寒。汗出而喘。煩渴多言。倦怠少氣。面垢齒燥。脈芤。兼風則發熱惡寒。身體疼重。兼濕則身熱疼痛胸悶頭重。

病因 夏月炎帝司令。暑熱高懸。爍石流金。吾人感之。輒成中暑。多由太陽而入陽明。其應故初起時。或間太陽表症之惡寒。隨即轉陽明而發熱也。夫暑為熱邪。最易耗氣傷津。氣耗則倦怠少氣。津傷故口渴齒燥。津氣兩傷。血管空虛。故

鍼灸學 十

脈芤兼風者。名暑風。風束於表。體温不能外達。故惡寒較甚。兼濕者。名暑濕。濕邪內阻。氣機呆滯。故胸悶頭重也。

治療 少澤 合谷 曲池 內庭 行間

治理 以澤合谷泄暑熱而定喘。曲池退身熱。內庭清陽明之熱。行間清熱而養津液。兼風者加入風門以驅風。兼濕者加鍼中脘足三里以化濕。

暑厥

症狀 四肢厥逆。面垢齒燥。二便不通。神志昏迷。脈滑而數。舌光紅絳。一厥而熱。便得汗解。或再三厥而熱。但頭汗者。此熱深厥亦深也。

病因 暑熾鬱蒸。人感觸之。則成暑厥。蓋暑屬熱邪。兼夾穢氣。直入人身內部。則氣血內擾。以事敓急。不能達于四支。故四肢厥逆。腸胃之蠕動功與腎臟之分泌機能。受病邪之影響。乃失其職。故二便不通。暑熱犯腦。則神志昏迷。若得汗出則病邪由外透發。氣血外達。故四肢亦得不厥。若再三厥而熱。者則內熱深重故也。

治療 人中 關沖 少商 氣海 百會

治理 百會人中能治卒中惡邪。不省人事。故本症用之。以治神志昏迷。關冲瀉三焦之暑熱。少商泄肺中之熱。氣海通調下焦之氣。化氣化行則二便自利也。

伏暑

症狀 發熱頭痛。脘悶。漸至唇燥齒乾。內熱煩渴。舌白或黃膩。或如霍亂吐瀉。或腹痛下痢。或寒熱似瘧。亦有暑毒深入。熱結在裏。譫語煩渴。不欲近衣。小便赤濇。

病因 先受暑熱。潛伏于裏。繼為風寒所閉。不能外發。或秋或冬。久而始病。有謂曝書曝衣者。氣未消。隨即收藏。至秋冬近之而發。則近乎附會矣。伏暑亦為伏氣。其理可于溫熱門中言之。謂之暑熱邪。著爲熱邪。且由內而發。故內熱煩渴。漸則津傷。而成霍亂痧熱等症。如暑熱而夾濕者。則濕勝胃腸。胃失運化之機。故如霍亂吐瀉。或爲下痢。夾風者。則暑風相搏。故寒熱如瘧。若暑熱結于腸胃。則大便不行。小便短赤。其症狀爲裡濕傷寒陽明府實症同。譫語煩渴。不欲近衣等症。皆爲熱盛之徵也。

治療　湧泉　少澤　合谷　曲池　絕骨　行間　大椎　吐瀉如霍亂者。照熱霍亂條鍼治之。寒熱如瘧者。照溫瘧條鍼治之。熱結在裏大便不行者。照陽明府實條針治之。

錄　第　號

治理　濂泉以擇清暑熱而生津。合谷曲池泄内熱而止煩渴。大椎退身熱。行間能滑亦能清熱生津。而為各穴之佐使也。

第四節　霍亂

四時皆能患病。而夏秋為尤多。百病均可傷人。而霍亂為最烈。發多倉卒。變在須臾。治或差誤。禍幾莫及。考古醫之記載者甚多。内經有霍亂論。傷寒論有霍亂篇。後世諸子百家頗多言及。可謂詳且備矣。按霍亂為腸胃病也。良由飲食不節。起居不時。穢濁雜邪。傷其正氣。擾亂中焦。腸胃之升降失調。揮霍撩亂而成此症。故有霍亂之名。余見諸大家。則有乾霍亂濕霍亂之分。有清王孟英氏復列熱性霍亂寒性霍亂之識證因述之。

附寒熱霍亂之辨別法

霍亂之症。有屬于寒。有屬于熱。患之輕者。正氣未傷。邪未深入。神識尚清。不難因症辨別。患之重者。病毒深入。則脈伏音啞舌苔濁膩。揚手擲足。煩躁喜飲。肢體厥冷。吐瀉並作。目眶低陷。汗出如雨。寒症有此症象。熱症亦有此症象。若非于類似中而辨其異點。則毫厘千里。生死立判。可不危哉。如同是聲啞。屬熱者則氣粗語數。或甚至語有壯厲之氣。屬寒則語遲。氣微有懶語呻吟之態。同是躁手擲足。屬熱者則坦腹仰臥。兩足排開。手不近身。惡近衣被。

轉側便利。屬寒者。則無多踡卧。膝腿偎依。手或按腹。臂或附腋。喜近衣被。身體重着。同是舌苔潤濕。屬寒者則浮白而腐。屬熱者則糙而微黄。或舌底尖邊現絳。氣同是煩燥欲飲。屬熱則喜飲冷。飲熱則胸中似梗。入口即吐。飲冷則胸膈頓暢。嘔亦遲慢。屬寒則喜飲熱。飲冷則胸格似痛。作嘔大吐。飲熱則胸中暢適。而不作嘔。同是吐瀉。屬熱者。則腹痛少痛多拒按。所出之物。酸穢異常。而出勢迅速。屬寒則腹痛喜按。所出之物。不甚穢臭。而出勢亦稍緩。寒熱之辨。大畧如此。

寒霍亂

症狀 腸胃絞痛。或吐或瀉。或吐瀉交作。四肢厥冷。肝出而冷。面色青。膚枯螺癟。渴喜熱飲。甚則目陷轉筋。兩目失神。音啞。脈伏。舌白或黑而潤。

病因 恣食生冷之物品。飽受寒冷之風露。以致腸胃受寒而成。蓋腸胃司消化食物。分泌水液之職。若遇寒冷之侵襲。則不消化。不分泌。致成上吐下瀉之霍亂病。若但吐不瀉。則病灶偏于胃。若但瀉不吐。則病灶偏于腸。四肢厥冷者。寒邪在內。體溫降低。不能充達于四肢也。汗出而冷者。表部神經失括約機能。水分由汗線而排泄。所謂陽虛則自汗也。水分由汗吐下三者之消失。無以滋潤各組織。毛細管乾枯。故膚枯皺癟。眼球筋乾枯收縮。故目陷失神。聲帶缺乏津液之滋潤。故聲啞。轉筋者。肌肉痙攣而筋絡抽痛也。渴者亦水分消失之故。然為寒邪。故喜熱飲。脈伏者。水分消失過多。血液濃厚。血行障礙。故脈停止也。

治療

神闕灸　中脘　合谷　太冲　委中　以上俱針

吐者加針　内關　内庭　足三里　瀉者加灸　天樞

章門　陰陵　崑崙

轉筋　加鍼　承山　絕骨　太冲

治理 灸神闕能除胃腸之寒。而振陽氣。中脘促進胃腸消化。與分泌機能。益胃氣而散寒邪。合谷疏腸胃之氣。而調理中宮。委中太冲取其能清血也。吐則加針內關。取其能宣泄胸膈之氣。足三里引胃氣下行使不上逆。且有升清降濁之功。內庭泄腸胃之穢濁。瀉則加灸天樞章門。取其能除胃腸之寒也。陰陵泉崑崙去脾胃之濕。而治濁泄也。

熱霍亂

症狀 發熱。煩渴。氣喘。胸悶。上吐下瀉。螺癟支冷。燥渴不安。神識昏迷。頭痛。腹痛。舌黃糙。或紅。脈沉。或伏。或微。

病因

本症原因。多由飲食雜進。腸胃運化失職。食物停滯于中。醞釀腐敗。更受外界之暑熱。清濁混淆。亂于腸胃而成。或體質懦弱。抵抗力衰弱。因受他人傳染而成。其見症與寒霍亂相似。已辨別于前。其所以發現種種症狀者。亦無非大吐大瀉。水分消失所致。惟其因于暑熱。故治法當用清泄。與寒霍亂不同也。若至目陷螺癟。額汗肢冷。脈伏等症。則為至危之候。再進一層。則全身厥冷而死。故見以上各症。不分寒熱。皆為吐下後。心臟衰弱。陽氣欲脫之候。急當灸其神闕。以復其陽。庶可挽救。其灸法。先將食鹽填滿臍孔。再將艾團置臍孔上灸之。以肢溫汗止脈起為度。

治療　少商　關冲　委中刺出血　合谷　大都　曲池　陰陵　中脘　絕骨。素髎　承山

治理　少商　關冲　委中三穴刺出血。清血中之熱毒也。合谷大都曲池。清太陰陽明之熱。陰陵分利小便而清暑熱。中脘通調腸胃之氣。且能治腹痛。素髎穴善治霍亂。其理殊難究測。絕骨承山。能清熱。復為治轉筋之特效穴

乾霍亂

症狀　腹中絞痛。欲吐不得吐。欲瀉不得瀉。爪甲青紫。煩燥不安。

甚則四肢厥冷。舌黃或白。脈多沉伏。

病因　暑熱穢濁之氣交蒸。蒙閉中焦。邪蘊于胃。縱橫肆虐。賁門幽門因受刺激而閉鎖。故欲吐不得。欲瀉不能。而腹中絞痛煩燥不安之症狀見矣。較之吐瀉之濕霍亂。其危益甚。因病毒深入血分。血液中含毒素。血不清潔。故變其正常之色。或青或紫。氣機失宣。血行瘀滯。故脈沉伏而四肢厥冷。此症俗名絞腸痧。若不亟治。必脹滿而死。

治療　人中　少商　十宣　尺澤　委中　刺出血　合谷　曲池

素髎　太冲　內庭　中脘　間使

治理　此症在藥物治療上。大多採用吐法。頗有效驗。蓋採吐可以宣泄氣機也。若針灸治療則但取人中少商十宣委中等穴刺出血。可以泄腸胃暑熱穢濁之氣而清血中之毒。取合谷曲池中脘內庭。以泄腸胃之氣結。而泄暑熱之邪。間使絕骨等穴佐使各穴清暑熱解穢濁者也。

第五節　中風

中風症。素問名厥巔疾。亦曰大厥。其原文曰。血之與氣交并于上。則為大厥。厥則暴死。氣復反則生。不反則死。又曰厥成為巔疾。且漢時張仲景。始有中風之名。更有中經絡。中血脈。中藏府之別。以

鍼灸學

分病之深淺。後世諸家。複有內風外風真中類中之分。外界風邪之中于人而病者。為外風。為真中。肝風內動。非中外風而成者。則為內風。為類中。于是乎。諸子百家有言中風盡屬外風者。有言屬內風者。亦有言北方多真中風。南方多類中風者。其論病理也。有言痰者。有言氣者。有言火者。言説多端。實難枚舉。雖各有見地。未免使後學有其誰適從之慨也。茲據西學解剖所得。方知此病屬于腦。謂係腦充血或貧血。良以腦為神經之總樞。吾人之知覺與運動。全賴乎神經。若腦已起變化。則神經亦隨之。故有卒然昏仆不省人事。身足不用等等見症。然究內經命名厥巔疾者。頗有深義。

巔者。巔頂也。蓋謂巔頂之疾。雖未明言腦病。然已指腦之部位而言矣。但西學所言係腦病。乃不過由病者之檢驗而得其所以致腦病者。則又不能脫離古人所言內風外風也。茲據金匱之說。分中經絡。中血脉。中臟腑。復加類中。別為四條而言之。

中經絡

症狀　形寒發熱。身重疼痛。肌膚不仁。筋骨不用。頭痛項強。角弓反張。病起于卒暴。兩脉弦浮。舌苔薄白。

病因　風為陽邪。入身腠理不固者。則從皮毛而入經絡。刺激神經。神經受重大之刺激。直犇腦急。故卒然昏厥。同時全身之神經均受其影響。如運動性神經失其功用。則筋骨不用。知覺性神經失其功用。則肌膚不仁。致于項強角弓反張者。內經則曰督脉為病脊強反張。考中醫之所謂督脉。實即脊髓神經發源于腦由脊骨而下行。腦既受病。則影脊髓神經。而發生緊張。或攣急。故項強或反張如角弓之狀。頭痛者。則因腦藏于頭故也。

治療　合谷　曲池　陽輔　陽陵　內庭　風府　肝俞

治理　合谷解寒熱而驅風。風府不特能驅風。而又直刺脊髓神經以治項強反張。肝主筋。筋會陽陵。故鍼肝俞陽陵。以治筋骨不用。陽輔為其佐使也。內經曰。中于面。則下陽明。中于項。則下少陽。中于背。則下太陽。天風之中人。三陽經絡當其衝。故所取各穴。多屬三陽經之穴。而內庭所以泄陽明也。

中血脈

症狀 口眼歪斜。或半身不遂。或手足拘攣。或左癱右瘓。脈弦或滑。舌白或紅。

病因 中風之較輕者。為中經絡。較重者為中血脈。最重者。為中藏府。古人立此名目。蓋所以別病邪之深淺也。然其病因

鍼灸學　　五十

病理。初無無致。本系之種種見症。亦屬神經為病。蓋人身運動神經。分左右兩邊。散布周身。若一邊神經為病。則為半身不遂之症。病于左者名之曰癱。病于右者名之曰瘓。所謂癱瘓者。實即半身不遂。不過辨別左右之名稱已。

治療

口眼喎斜。　地倉　頰車　斜左者鍼右。斜右者鍼左。或更按灸亦可。

半身不遂。　百會　合谷　曲池　肩髃　手三里　崑崙　絕骨　陽陵　足三里　肝俞

左癱右瘓。　治法同上

足拘攣艱麻木　行間　坵墟　崑崙　陽輔　陽陵　足

三里

臂拘攣或麻木　手三里　肩髃　曲池　曲澤　間使

後谿　合谷

治理

以上各條。皆根據其病灶而取穴。無甚深意。蓋病某部而鍼刺某部。如手部麻木拘攣。則于手部取穴治之。足部拘攣麻木。則於足部取穴治之。能直達病灶。而恢復神經之功用。故收效偉捷。惟口眼歪斜。斜左鍼右。斜右鍼左者。則因斜左者。右邊之神經弛緩也。故宜取右邊頰車地倉二穴。或鍼刺或灸。以刺激之。而使其恢復原狀。歪右者則反

鍼灸學

之。惟不宜鍼灸太過。不然。則反向鍼灸之一邊歪斜矣

中臟腑

症狀 口噤不開。痰涎上壅。喉中雷鳴。不省人事。四支癱瘓。不知疼痛。言語蹇澀。便溺不覺。或有或無。

病因 此為中風之重症。多由其人飲食不節。起居失宜。或奉養過厚。及有酒煙等嗜好。以致生痰生濕。體氣不充。或體胖之人。形豐質脆。每多痰濕。外邪乘虛直入臟腑經絡。夾固有之痰濕。上冲于腦。故卒然昏仆。不省人事。喉間痰聲漉漉。有若雷鳴。便溺不覺。乃因膀胱括約筋弛緩。以致尿自

遺出此為中風不良之現象。言語蹇澀。乃舌部神經痙攣。舌肌强直。掉動不靈之故也。四肢癱瘓。不知疼痛。亦神經失去功用也。

治療

口噤不開　頰車灸　百會灸　人中灸

痰涎上壅　關元灸十數壯　或氣海灸十數壯　百會灸三數十壯

四肢不識不知疼痛　神道灸百壯至二三百壯

言語蹇澀　啞門針　關沖針

治理

百會為中風之要穴。蓋中風為腦病。百會位居腦部。直達病所。頗有特效。人中則于昏厥時刺之。立能清醒。故亦為

針灸

中風之要穴口噤不開者原屬上下牀骨相接處之筋拘攣。適當頰車之部位。故頰車灸之有特效。痰涎上壅原屬下元虧損。故直灸氣海關元。以固元氣而引痰濁下行。啞門部位附近舌本。故能治舌强不語。神道關沖為啞門之佐使。亦能治言語蹇澀也。

類中風

症狀　舌强神昏痰壅氣逆。口開目合。髮直頭搖。脉沉或伏。

病因　此症非由風邪外襲。多由腎虛多慾之人。陰分太衰不能涵陽。以致肝陽暴發。氣血上升。痰濁壅滯。驟然昏仆。以其形似中風。故曰類中風。口開目合。髮直頭搖。乃肝風內動元氣欲脫之勢。近今所謂神經之發虛性之興奮也。中風見此。皆為難治。若老人精神虛竭。心臟衰弱。驟然厥脫而成類中者。則非鍼藥所能挽救矣。

治療　按照中藏府條施治。然亦十中難救一二

附中風之預兆及不治症

凡陰虛陽旺。或形豐質弱之人。易患中風。如其人覺坐臥不安。或頭痛眩暈。或噁心嘔吐。或怔忡孚振。或口苦舌乾。或便秘溺赤。或四支麻木。乃中風之預兆。亟宜從事預防。若病發時而見瞳孔放

大。面色晄白。口噤遺尿。目停口開。汗出清冷。痰聲如鋸等症兼見

一二。均屬不治。

第六節 驚風

驚風之名。創于金元實即金匱之痙病也。蓋因小兒卒受驚恐。易成痙病。故名曰驚風。然其原因頗多。有因外感風邪者。有因內傷飲食者。若夫受驚而成。僅其一種耳。驚風之中。復有急慢之別。急驚多屬外感實邪。慢驚則屬內傷虛症。發作時症狀略似。而虛實懸殊。治法迥異。苟非明辨。誤人多矣。

急驚風

症狀 身熱。面紅。煩躁。手足抽搐不定。口中出熱。喉有痰聲。大便燥結。小便黃赤。脈弦滑數。舌苔黃糙。鼻掀筋現。唇紫。虎口脈紋紅紫。甚則竄視。口噤角弓反張。不哭撓伏。

病因 本症屬腦神經病。其原因頗多。約言之可分三種。一爲外感。小兒肌肉之組織不堅。外衛不固。故易受外邪。因而發熱。小兒之神經柔嫩。熱度稍高則起强度之興奮。而成抽搐反張等症。且小兒有疾。不能自述其痛苦。故古人有啞科之稱。醫者不加細察。每易誤治。如外感風寒。久而不解。勢必化熱。或誤用辛熱之劑。則內熱熾甚。而影響于神經。

鍼灸學　　四十四

此古人所謂熱盛生風。風生則痰動。熱痰客于胸膈間。風火相搏。故抽搐痰動者是也。二為飲食内傷。王孟英小兒之疾熱與痰二端而已。蓋純陽之體。日抱懷中。衣服加溫。又襁褓之類。皆用火烘。内外俱熱。熱則生風。火風相煽。乳食不歇。則必生痰。痰得火煉。則堅如膠漆。而乳仍不斷。則新舊之痰日積。必致痰滿喘哭。又強之食乳以止其哭。從此胸高氣塞。目瞪手搐。以成驚風。三為驚。小兒心氣未足。若耳聞異聲。如雷霆巨聲。或目覩異物。頓生驚恐。以其腦髓未實。神經易致緊張。故成抽搐反張等症。此皆急驚

之原因也

治療　少商　曲池　人中　大椎　湧泉　中脘　委中　微刺

治理　驚風之原因雖多。然總不外乎停痰、宿食、鬱熱、三者。其所謂各症亦無非神經起變化。故鍼少商曲池以清熱。大椎清熱而鎮靜神經。以治角弓反張。委中湧泉清熱而能引熱下行。使不致于抱臘。中脘泄化痰食而泄府熱。因小兒身體短小。故宜微刺之。

慢驚風

症狀　面色淡白。山根露筋。神昏氣促。四肢抽搐。或清冷或倦怠少神。口吐沫。目直視。小便清長。大便溏薄。或完谷不化。惡寒潮熱。喉中痰響。脈虛細。舌淡白。

病因

錢仲陽曰。小兒慢驚。因病後。或吐瀉。或藥餌傷損脾胃。肢體逆冷。口鼻氣微。足逆冷。昏睡露睛。此脾虛生風無陽之症也。因吐瀉脾肺俱虛。肝木所乘。或急驚屢用瀉熱。則脾損陽消。遂成慢驚。錢氏為兒科聖手。其學說頗可取法。蓋吐瀉與病後及藥餌損傷三者。皆能使脾胃虛弱。則化力呆滯。飲食減少。化生之津液。不足以營養全身。于是乎血管中之養料缺乏。而成貧血症。故病兒面色㿠白。山根露動。間時當感困少頃而發熱。故體溫急失神。脈虛而細弱。大便溏稀。乳兒完谷不化。常皆因脾胃虛弱。不消化。不吸收之故也。神經因缺乏營養而發生症狀之興奮。故四肢抽搐振動。然其為虛性之興奮。故不若急驚之劇烈也。

治療

治理

大椎　天樞　關元　神闕　各穴均灸

大椎為治驚風之要穴。取其能鎮靜神經也。灸天樞關元溫補腸胃之虛寒。而助運化加以治泄瀉。灸神闕所以振陽氣而強心。此穴為治慢驚之妙穴。每見危重之慢驚病。氣微欲脫之時。單灸此穴而得甦者。舍此而外。別無良圖也。

第七節 痙厥

痙

症狀 初起惡風發熱。頭痛連腦。或喘咳。或小便頻數。或嘔惡。胸悶。舌白滑。或膩。脈浮而急數。稍甚則項脊強痛。身體反張。卧不着席。頭汗便溼。神昏譫語。欲起不得起。欲卧不得卧。舌苔或黃或絳。再甚則角弓反張。手足抽掣。少腹結塊。大便堅實。口噤目赤。金匱云。太陽病發熱無汗。反惡寒者。名曰剛痙。發熱汗出而不惡寒者。名曰柔痙。此言其初起之症象也。又曰病者身熱足寒。頭項強。惡寒。時頭熱。面赤目赤。

獨頸動搖。卒口噤。背反張者。痙病也。此痙病之本症也。又曰噤痙。痙病胸滿口噤。卧不着席。脚拘攣。必齘齒。此痙病之已甚也。痙病症狀不外乎此。

病因

痙者頸項强直之義也。凡病而見頸項强直者。皆得以痙名之。故其原因頗多。有因外感而成者。如傷風而發熱重複感寒而致痙。而內經所謂諸病項强。皆屬于風者此也。如感風濕之邪而致痙者。經所謂諸痙項强。皆屬于濕是也。金匱云。發汗多因致痙。又曰風病下之則痙。又曰瘡家不可發汗。汗出則痙。又曰太陽發汗太過因致痙。此爲誤

分數　評

四十又

汗誤下以致痙。其他更有瘋犬痙亂瘈瘲。妊娠痙。產後痙。種種。名目繁多。不勝枚舉。然總括之。則不外乎兩端。一為感受外邪而成。一為諸病誤治而得。其所以發現種種症狀者。則又不外乎腦。內經曰。督脈為病。脊强反折。夫督脈即人身之脊髓神經。是痙病屬腦之明證也。故西醫名之為腦脊髓膜炎。蓋其以局部病狀而取名也。外感之邪卒入人身體質屬弱者。抵抗力衰弱。神經不勝其刺激。發生痙攣。起强直之狀態。故或角弓反張。臥不着席。此外感成痙者也。若諸病誤治。如誤汗誤下或過汗。以致津液虧損神經失所營養。或誤治而致內熱大盛。神經錯亂。故為抽掣搐搦。神昏譫語。古人所謂熱盛生風者此也。他如熱深發熱。頭痛連腦。咳嗽等症。則為痙病之前驅期。若能早行醫治。則可免于成痙也。

治療　少商血出　曲池　人中　中脘　委中　涌泉　合谷

風府　風門　大椎　身柱　至陽　命門　肝俞

膈俞　百會　前驅期　百會　風府　風門　合谷

肺俞

治理　少商為肺之井穴。外感之邪。從口鼻入。必先傷肺。故刺之

鍼灸學

以宣肺氣解外邪。曲池清熱而止抽掣。人中合谷開口噤而清神昏。委中清熱而止項強直。中脘清府熱而下燥結。湧泉引熱下行。使不犯腦。他如百會大椎等穴。則直刺病灶之局部。其功效較他穴為尤着。痙病之原因雖多。其為腦神經病則一。症狀亦相類。故但立一法。是以通治之。如其見症畧有不同者。是又貴乎醫者臨症時隨機應變耳。痙病然。他病亦然也。

厥

厥症有二。四逆謂之厥。忽然暈仆不省人事。亦謂之厥。故張介賓曰。厥症起于足者。厥發之始也。甚至忽倒暴厥。忽不知人。輕則漸蘇。重則即死。最爲急候。後世不知詳察。但以手足寒熱爲厥。又以脚氣爲厥。謬之甚也。雖仲景有寒厥熱厥之分。亦以手足爲據。蓋彼自辯傷寒之寒熱耳。非内經之所謂厥也。張氏之言蓋亦分厥爲四逆暈厥二種。四逆之厥。有寒厥熱厥。暈厥之症則有痰厥食厥氣厥等等之不同也。

痰厥

症狀　瞳仆卒倒。面白神昏。目閉不語。口吐涎沫。四肢厥冷。脉多況滑。

病因 此症多由其人素多痰濁。然痰多亦不致遂成暈厥。良由痰多之人。體質之不堅實可知。易招外界之感觸。如六淫之侵。七情暴發。而引動其素有之痰濁。蒙蔽經絡。故有昏仆卒倒之種種危象。是以痰厥一症。主因在痰。然必有其他感觸為其誘因也。

治療 中脘 豐隆 合谷 針 靈台 灸

治理 痰濁之生。多由于脾胃不運化。以致津液停留而成。中脘能斡旋中州。使津液不致停留。以絕痰濁之來源。此為根本療法也。豐隆為泄降痰濁之猛將。合谷醒神昏。古人以痰厥為痰迷心竅。故灸靈台以散心肺中之痰濁。

食厥

症狀　面黄氣粗。發熱口渴。時時痙厥。昏不能言。手不能舉。胃脘高起。脉多滑。

病因　此症多由醉飽多度。或感風寒。或著惱怒而成。古人所謂胃氣不行。陰陽痞膈。升降不通而成暈厥者也。尤多見于小兒。良以小兒脾胃不強。消化力弱。易于食傷。痰滯蘊于中焦。化為濁痰。故發熱口渴。胃脘高起。胃中熱濁之氣薰蒸神經。興奮太過。而發生痙厥等症。

五十

治療　中脘　足三里　内庭　中衝

治理　食厥之起。原屬食滯。故鍼中脘足三里。助胃之消化。而去食滯。因食滯而發熱。屬陽明經。故鍼陽明經之榮穴内庭。以退身熱。刺中衝以醒昏迷。並能于胃脘部按摩數百轉。則其效益佳。

氣厥

症狀　面色皝白。氣促不語。神志雖清。而不能行立。狀類僵仆。四肢厥冷。口出冷氣。

病因　此症多由氣量狹窄之人。中懷悒鬱。對情志不宣。氣機鬱塞而成。或大怒大恐大驚過悲等等而發。蓋用情太過。神經受重大之刺激。而起變化。故輕者神志恍惚。不能自主。重者則卒倒神昏等危候見矣。

治療　膻中　建里　內關　氣海

氣會膻中。故鍼膻中以調氣。氣海能治一切氣病。勝玉歌曰。諸般氣症從何治。氣海鍼之灸亦宜。故二穴為治氣厥之要穴也。建里內關。能宣泄胸中鬱結。蓋氣厥者。莫不以胸若隘也。

治理　寒厥

症狀　手足逆冷。身寒面赤。爪甲冰而青紫。不渴而吐。下利清谷。腹痛或不痛。脈沉遲細。舌苔淡白。

病因　此條與下條之厥。同四肢逆冷。非昏厥也。本症之原因。多由寒邪內盛。體溫降低。故身手足清冷。腹背亦寒。故吐下並見。古人所謂陰盛陽虛者是也。

治療　神闕　氣海　關元　俱灸。

治理　灸神闕氣海關元三穴。以復陽氣。陽氣充則陰寒自除。而手足亦溫矣。且三穴均在腹部。能直溫腸胃之黏膜。而恢復其機能。斷吐下矣。

熱厥

症狀　身熱手足厥逆。煩渴昏冒不省人事。譫語自汗溺赤脈數或伏舌紅而乾。

病因　本症由于熱邪内盛。故煩而渴。熱邪犯腦。故神昏不省人事。津液為熱邪之蒸迫故自汗。津液大傷。故舌紅而乾。凡手足厥逆者。熱盛之徵也。此所謂陽盛陰衰者是也。

治療　行間　湧泉　復溜　曲池　合谷

治理　熱厥為熱邪内盛。故鍼瀉之。滎穴行間以泄之。湧泉復溜清熱而生津。曲池合谷以退身熱。而醒神昏。熱退津復。手足自温。諸恙亦解。

第八節　癲狂

癲之與狂。皆為神經錯亂之病。古來醫籍。多分二症。良由狂則舉動剛暴。癲則不若狂之躁亂也。故有陰癲陽狂之稱。究二症之原因。古人則謂怒動肝火。痰迷心竅。而發癲狂。惟近今之說者。則謂二病症狀雖有差異。皆為腦神經病也。其所以為癲為狂者。則因腦神經受病邪之刺激。人身之正氣足者。反應力强。故其現象亦剛暴。則為狂症。反之。則正氣弱者。則反應力亦弱。故其現象亦深沉。此為癲症。然須知之。則狂病重而癲病輕。實則癲病更深于狂也。

故狂癇熱爲易發，癲病則難醫治，且有狂病不癒，久則成癲，可見癲者爲狂病更進一步也。

狂

症狀 喜怒無常，歌哭無時，妄言妄罵，自高自尊，少卧不飢，兩脈洪大，甚則登高而歌，棄衣而走，踰牆上屋。

病因 經曰狂始生，先自悲也，喜忘多怒善恐者，得之憂饑。狂始發，少卧不飢，自高賢也，自辯智也，自尊貴也，善罵詈日夜不休，狂言善驚，善笑，好歌樂，得之大恐。又曰多食，善見鬼神，善笑而不發于外者，得之有所大喜，由此以觀，則癲狂

針灸(四)

皆由七情過度而成。蓋七情太過。腦神經受重大之刺激。因而錯亂。以致發生喜怒不常。歌哭無時。行動乖戾。種種無意識之舉動。此外更有傷寒陽明熱盛發狂。即因胃熱發狂也。胃熱何以發狂。良由胃中有迷走神經。若胃熱過盛。則能直接影響于迷走神經。由迷走神經傳遞于腦。而致發狂。惟胃熱發狂。則多一發即止。且不若癲狂之狂症。難治而易于再發也。

治療

十三鬼穴

傷寒陽明熱盛發狂　曲池　大椎　總會　湧泉　期門

治理 十三鬼穴即人中、少商、隱白、大陵、申脈、風府、頰車、承漿、勞宮、上星、男子會陰、女子玉門、窮曲池、舌中縫、間使、後谿。針之頗有效驗。其理由殊難解釋，若因胃熱發狂，故鍼曲池以清陽明之熱。大椎退身熱，湧泉清內熱，行間期間泄氣血之熱，而鎮靜神經。

癲

症狀 或笑或歌，或悲或泣，語言顛倒，穢潔不知，精神恍惚，食不知飽，飢不知食，好靜多睡，如醉如痴，經年不癒。

病因 此症亦由用情太過，中懷悒鬱，或所希不遂，知貪名者求，名。好利者圖利。或情場失意。或時勢迫逼。終則不能償其所願。中心鬱憤。久則耗液灼津。古人謂五志之火內燔。陰分虧損。以致肝木生風。而為癲疾。蓋人身之滋養料缺乏。神經失所濡養。不能如常人靈動活潑。故如醉如癡。精神恍惚。甚者腦經錯亂。行動舉止。不能自主。故或喜或歌。或悲或泣。妄言妄動。古人謂之魂不守舍也。癲疾之由。由于情慾不遂。故治此症。首重心理療法。宜先怡其耳目。暢其心志。解其所欲。然後如法施治。則事半而功倍矣。

治療

依照狂症針十三穴鬼穴。或加灸心俞三四壯至十壯

治理　癲狂之病理相同。故治法亦無異。本症之初起者取其能振心陽而安神定志也。癲疾之起而未久者。針之頗效。已屢試之。惟久年痼疾。或發或愈則根深蒂固勢難為力矣

癇

症狀　發時卒然昏仆。瘈瘲抽搐。目上視。口眼喎斜。口吐白沫。忽作五畜之鳴。昏不知人。移時即醒。或一日數發或數日一發。

病因　癇症。古人每與癲並稱。亦有謂癇即癲者。巢氏病源則謂十歲以上為癲。十歲以下為癇。金引徐嗣伯風眩論云。痰

五八五

熱甚而動風。風火相亂則悶瞀。故謂之風眩。火人曰癲。小兒則為癇。其實則一也云云。惟癲疾則經年累月纏綿難愈。癇症則忽發忽醒。或一日數發。或數日一發。發則神昏。醒則動作如常。二者之病狀。毫不相同。是不能混合言之也。考癇疾之作。多起于病後虛怯。必腎陰虛。肝氣膽火橫逆。痰涎上壅而成。近賢王慎軒氏。則謂小兒癇疾。多係遺傳性。或由其父母嗜酒。或妊娠之時。其父母受精神之感動。皆足為小兒癇病之素因也。先業師張山雷氏。嘗謂癇症之發。多由氣上不下。聚于巔頂。冲激腦經而成。唐宋以後，有五癇之分，曰羊癇、牛癇、馬癇、猪癇、鷄癇等稱。蓋其以所作聲及發作之形狀稍有不同，而分別言之也。無甚意義，故不採取。

治療　大椎　間使　後谿　鳩尾　百會　神門　心俞　風府　豐隆　中脘

治理　豐隆泄降痰濁，中脘化痰而降氣，百會、風府、大椎直刺神經之總樞，而恢復其功用，間使、後谿、神門等穴瀉心經之邪，為治神志病之要穴。鳩尾一穴專治癇癲，且頗有效。其理殊難推測，殆因癲癇有關于心，而此穴附近于心故也。

第九節　瘧

經曰夏傷于暑。秋為痎瘧。又曰汗出遇風。及得之以冷浴。又曰陽勝則熱、陰勝則寒、陰陽相搏。而瘧以作。此內經之論瘧也。後世諸家亦多言之。然皆以風寒暑濕之邪。及痰食阻滯等等為瘧疾之原因。而近今之西醫學說。謂瘧疾之原因。係一種胞子微蟲名麻拉利亞者。蕃殖于蚊膛腸壁。並集合于蚊之唾腺。侵入人身血液內。而發生本症。故夏秋間小溪池沼之所。敗荷腐草之地。以及不清潔之水等處。然蚊之蕃殖最盛。故瘧疾之發生。亦恒以此時為多。瘧菌侵入血液。新舊生滅。舊蟲滅而遺子。瘧上潮也。子孵化而生新蟲瘧發期也。然嘗見殷實之家有夏秋，不受一蚊之喙刺者。何以亦犯瘧疾乎。故專以瘧蚊概論一切瘧疾。似亦未盡然也。考中醫言瘧名目繁多。不勝枚舉。要不外乎寒熱之輕重。起發之遲早。而别其名稱。其主要者。則爲寒瘧、熱瘧、間日瘧、瘧母四種。

熱瘧

症狀 熱多寒少。或但熱不寒。發時骨節煩疼。肌肉消爍。汗出頭痛如破。煩渴而嘔。脉弦數。舌苔黃膩。

病因 瘧疾雖四時皆有。而夏秋爲多。良由夏秋則天之暑氣下。地之濕氣上。暑濕交蒸。醞釀人。感觸之。輒成瘧疾。或貪涼而沐浴當風。炭酸不出。饕餮而飽食難睡。胃積難消。凡此種種。皆瘧疾之主要原因也。致于所以成熱瘧者。則為感受暑熱之邪。古人謂暑邪內伏。陰氣先傷。陽氣獨發。故熱多寒少。或但熱不寒也。

治療 太谿 間使 陶道 後谿 俱針瀉

治理 陶道為治瘧疾之特效穴。太谿間使後谿清暑熱之邪。暑熱清則煩渴頭痛等症亦解。

寒瘧

症狀 發時多寒少熱。腰背頭項疼痛。始則戰慄鼓頷。繼乃發熱。

適數時汗出。或不汗出而解。脈多弦滑。舌苔白。

病因

夏月乘涼沐浴。感受寒邪。伏于太陰。不能外出。而與陽爭。故多寒少熱。北人謂為脾寒。病者此也。以其屬寒邪。故發時多惡寒。少熱。或竟無熱。戰慄鼓頷者。惡寒重也。

治療

大椎　間使　復溜　陶道

治理

大椎陶道。屬于督脈。古人謂督脈主一身之陽氣。鍼之瀉之。則能退熱。補之灸之。則能除寒。故能治惡寒發熱之瘧疾。且據內經邪入風府循膂而下之說。則二穴正所以泄其邪也。惟瘧疾病灶。究在何處。尚無確定之論。二說雖可通。然終嫌無確實之証據。故大椎陶道二穴。何以能治瘧疾。其理殊難究測。而于治療上實有偉效。普通瘧疾。于未發前一二小時。或針或灸。未有不癒者。近賢王慎軒氏。謂風府脊骨骶骨。皆是神經之要處。則瘧疾當屬神經系統之病。更引金匱瘧脈自弦之說。謂弦脈為脈管壁纖維神經拘急之脈象。以謂砒霜含鷄納為瘧母之特效藥。皆有興奮神經之功用等說。以証明瘧疾屬神經系病之原理。然則大椎陶道等穴。亦為刺激神經之要處。與砒霜金鷄納同一作用耶。惟王氏之說。是否確實。則尤有可疑也。

間日瘧

症狀 寒熱往來發有定時。頭痛胸悶納少。小溲渾黃。脈弦。隔一日作者。謂之間日瘧。隔二日或三日作者謂之三陰瘧。

病因 中醫謂瘧邪伏于淺者。則日作。稍深則間日作。若深入三陰則間二三日一發。謂瘧邪從衛氣而出入。邪在淺而出入易。故日作。邪在深則出入難。故間日或二三日而作。故日作者病輕。間日者較重。二三日發者。則更重矣。西學則謂瘧菌侵入血球。生殖蕃息。待原蟲充滿。毀三種生長之期。者有不俾。故有一日瘧、間日瘧、三日瘧之別。西學之說。

錢參[illegible]　　五十九

原由檢驗而得。自不能謂其不確。惟中醫言邪氣之藏于淺深者。原未可非。嘗見病瘧者。初起大都日作。繼則間日。治療尚易。若久延不愈。則正氣日羸。乃成二三日一發之三陰瘧。調治頗難。此非病邪深淺之明證乎。

治療

與上同。惟宜每日針灸一次。連治三次。無不愈者。若三陰久瘧。則加灸脾俞。以久瘧則面黃食減。故宜脾俞以益脾。

症狀

瘧母

面色無華。寒熱日作。或時作時止。或不作。以食痞悶有塊。結于右脇。硬痛。此症先由瘧而來。故瘧母。脈弦細。舌苔淡黄。或光剥。

病因　金匱云。瘧疾一月不瘥。此為結癥瘕。名曰瘧母。後世諸家。則謂瘧邪夾痰血痰濕。結于脇下。伏于肝經而成。實則脾臟腫大也。良由瘧疾發熱之時。脾臟先起充血。次則細胞增生。此時脾腫大。逹平常之數倍。若延遷不治。則漸結漸固。韌性硬化。而成癥瘕。名曰瘧母。脾臟腫大。則消化力減退。故少食。瘧邪久留。血液日耗。赤血球減少。故面色無華彩也。

治療　章門針灸　脾俞針灸　有寒熱者。則加鐵灸大椎間使。

治理　臟會章門。故章門專主各臟之病。且其部位附近脾臟。鍼而灸之。能直達病灶。而散其血結。使其軟化。脾俞促進脾臟之運化。而補血液。此治瘧母之良法也。

第十節　瀉利

內經曰。春傷于風。夏生飧泄。又曰。邪氣留連。則為洞泄。又謂濕勝則濡泄。此言泄瀉之病源也。又曰。飲食不節。起居不時者。陰受之。又謂陰受之。則入五藏。入五藏則䐜滿閉塞。下為飧泄。久為腸澼。此言痢之病因也。夫瀉與痢。皆腸胃病。或因外感。而成或由內傷飲食而得。古人早已言之。惟二者之症狀則不相同。瀉則大便時行而通利所下之物或為稀水澄澈清冷或稀糊粘糞或完谷不化有寒熱之分痢者則大便時行所出不多裏急後重滯而難下故又名滯下而所出之物皆屬垢膩或作白色或赤色或赤白兼作故有白痢赤痢赤白痢之分且二症之治法亦大有別焉

症狀　腸鳴腹痛大便泄瀉所下之物澄澈清冷或完谷不化小便短少四肢厥冷體重無力脈多遲緩舌多白膩

病因　吾人飲食入胃則由腸胃消化之吸收而取其精華而排泄其糟粕比無病之人也若腸胃失司其職則泄瀉之病成矣夫寒瀉為腸胃受寒由寒邪自外侵襲或多食生冷

以使腸胃虛寒不能熟腐水谷腸壁之吸收管因受寒邪而驟未吸收失常逆使水分逕流故或下稀水澄澈清冷或完谷不化水分多數由大便故大便短少更有五更泄瀉者晝則大便如常惟至五更天將明時則洞泄數次古人謂之腎泄良由腎司利尿之職腎陽衰微小便不利則水停腸中而泄瀉故曰腎泄柯韻伯曰夫雞鳴至平旦天之陰陰中之陽也因陽氣當至而不至虛邪得以留而不去故作瀉于黎明西醫則謂之腸瀉謂此症有結核菌潛居腸內晝則消化力強該菌不得逞勢若五更時則人寐

已熟六身承纖關節安靜腸中凝固之力亦衰故漸萌的
歸其發而爲泄瀉也

治療 中脘 氣海 天樞 神闕 俱灸 腎泄加灸腎俞命門

治理 神闕中脘氣海天樞四穴均在腹部灸之能除腸胃之寒
邪而具溫中逐寒調氣止瀉之效腎泄則加灸命門腎俞
以溫補腎陽腎陽盛則泄瀉痊矣

熱瀉

症狀 暴迫下迫泄瀉黃糜臭氣臟肛門灼熱口渴煩熱腹部疼痛
或嘔噁頻作小便短赤苔黃脈數

[illegible]

病因　寒瀉係臟受寒邪多食生冷而成。熱瀉多由于暑熱繼于腸胃故恒患于夏秋之時因腸壁之神經受熱邪之刺激而興奮蠕動亢進遂使水分長驅直下而為泄瀉。熱邪鬱蒸腸胃中之谷食因而發酵腐敗所下之物穢臭不堪而肛門亦覺灼熱腹部因之疼痛水分因泄瀉而消失故口渴更有泄瀉青色者則因于膽熱分泌胆汁過多故泄下青色之糞而以小兒多見之

治療　太沖　太谿　曲池　三里　陰陵泉　曲澤　胆熱泄青者加胆俞　足臨泣　陽陵泉

治理　古人以溏瀉屬脾蓋脾藏而爲消化器官也故鍼太白以泄其熱曲池足三里以泄陽胃之熱邪曲澤太谿清暑熱而治煩熱口渴陰陵泉不特能清熱且有通利小便之功使水分與熱邪由小便而分利之胆熱色青則鍼胆俞足臨泣陽陵以泄之

白痢

症狀　腹痛下痢青白粘膩欲行不暢舌淡苔白或膩脈沉或細

病因　痢疾多患于夏秋之間良由此時暑濕熱三氣盛行人感受之蘊于腸胃則成痢或多食生冷油膩及腐敗之物傳

留腸胃而成。張景岳謂痢疾是畏熱貪涼，過食生冷，至大火西流，新涼得氣，則伏陰內動而為下痢。蓋飲食失宜，阻礙腸胃之消化，因而積滯，其中或暑濕之邪，或生冷飲食之刺激，而分泌多量之粘液，或夾脂油而出，故所下青白粘膩。黏液膠滯腸中，故欲行不暢，肛門重墜，此所謂氣滯不化也。因其黏液不得暢行，積滯不去，故腹中作痛，所謂痛則不通者是也。

治療　合谷　關元　脾俞　天樞　因于暑濕者則鍼之，寒濕者則灸之

治理　合谷疏通大腸之氣滯，肛門重墜者用之頗有效。蓋古人

所謂調氣則後重自除也關元天樞亦所以調腸胃之氣化而宣積滯灸之可除寒濕之邪鍼之可泄暑熱之氣脾俞取其能醒脾快胃也

赤白痢

症狀 腹痛下痢裏急後重赤白相雜腥穢不堪肛門灼熱日數十行口渴舌紅苔紅膩脈弦數或滑

病因 古人謂溫熱蘊于陽明熱勝于濕傷陽明血分則為赤痢濕勝于熱傷陽明氣分則為白痢濕熱俱盛則氣血兩傷而為赤白痢夫濕熱之邪集于腸胃腸膜因之發炎夾處

滲出粘液甚則腸胃血管破裂故所下赤白兼作直腸發炎癥故後重裏雖急乎欲便而肛門重墜不得暢行垢濁不能儘量排泄故日數十行若腸膜潰爛所下之物或如敗醬或如屋漏水如魚腦如豬肝者皆不治之症也

治療　小腸俞　中膂俞　足三里　合谷　外關　腹哀　復溜

治理　小腸　中膂二俞為治赤白痢之要穴蓋其部位附近直腸鍼之能直達病灶而泄濕熱之邪合谷足三里泄陽明之熱而疏通腸胃之氣腹哀治腹痛下痢以其部位近腸

胃腸内闕頗溺則滲漏凝結若下痢如魚腦敗醬者即因

熱毒積聚甚故不治

休息痢

症狀　下痢隱中微覺隱痛每感起居飲食之調或過勞而發作

發作止經不瘉面黃食少神倦乏疲

病因　此症多由痢疾調治失宜或失于通利或過濇太早以致

餘邪遺留腸中若飲食調和起居失宜則腸胃之抵抗力

強可以不發若飲食失調或稍似勞動則抵抗力衰減餘

邪得以肆虐即發生下痢每月經年累月時發時瘉如休

十七　　七十五

針灸

息然故名休息痢久痢則脾胃虛弱故食少而面黃也

治療　神闕　天樞　關元　小腸俞　脾俞　各穴俱灸

治理　久痢則脾虛故宜灸脾俞以益脾神闕天樞關元小腸俞四穴均所以調腸胃之氣而促進其消化機能以外更有百會一穴善治久痢蓋久痢則清陽氣下陷灸百會則升下陷之清陽若與以上各穴同灸正與東垣之補中益氣法同一意義也

噤口痢

症狀　症悶嘔逆痢下不止心煩發熱飲食不下舌苔黃或燥脈

弦數。

病因

噤口者。飲食不下也。其症有二。有初起而噤口者。有久痢而噤口者。夫飲食不進。則生化之源告匱。又復下利。耗其津液。則此症之危也可知。其初起即噤口者。則因暑濕與熱邪。蘊阻胃中。以致消化機能失職。故飲食不下。嘔逆頻作。然此乃病毒犯胃。去其病邪。則胃納漸甦。飲食自進。若久痢噤口不食。則為胃氣將絕之候。勢難藥救也。

治療

初起即噤口者。依照赤白痢條針之。久痢噤口者依照休息痢條灸之。然多不救也。

第十一節　咳嗽

咳為有聲而無痰。嗽是有聲而有痰。二者雖有別。然多合言之。夫咳嗽肺病也。其原因多端。素問云。五藏六府皆令人咳。非獨肺也。蓋肺主一身之氣。為諸氣出入之道路。故咳嗽雖不盡屬肺。而必借道于肺以出之。夫咳嗽之發生。如風寒燥濕等邪之外襲。痰飲之阻滯等等。以致肺中有所積蓄。乃作咳嗽以排泄之。故咳嗽乃排泄肺中積蓄物之一種作用。非病態也。可知治咳嗽當驅除其積蓄物。而咳嗽自已也。尋常之咳嗽。不外風寒痰熱痰飲乾咳四種。茲分條言之于下。更有虛勞咳嗽。則列入虛損門中。

風寒咳嗽

症狀 形寒頭痛。或頭暈。鼻流清涕。咳吐痰濁。白膩而爽。或咳或嘔。或咳引脅下痛。或咳而喘滿。脈象浮滑。舌苔薄白或膩。

病因 此症由風寒自外襲入。傷及肺氣而成。古人謂肺之合皮毛。又謂肺主皮毛。蓋皮毛亦為呼吸器。肺時在翕張。皮毛之孔。亦時在翕張。以其微而不之覺也。若風寒束于肌表。毛孔閉塞。則肺氣不宣。故發生咳嗽喘滿等症。此為咳嗽症之最輕淺者。

治療 列缺 風府 肺俞 合谷 天突 兼嘔者加針太淵

鍼灸學）　六一八

經渠　兼喘者加針　三間　商陽　大都　兼咳引脅痛者再鍼　行間　期門

治理

本症由于風寒外束。治宜疏散表邪。故取合谷列缺風府解表而驅風邪也。佐天突以宣肺氣。咳嗽無不關于肺。故肺俞為治咳嗽之要穴。咳而嘔者。病仍屬肺。故取太淵列缺以止嘔。脅痛屬肝。故取行間期門二穴以泄之。且期門位居脅部。能直達病灶。故治脅痛之功效特佳。兼喘滿者。則取三間商陽大都泄肺氣而止喘。

痰熱咳嗽

症狀 身熱咳逆不暢。咯痰濃厚。口乾胸悶。舌紅苔黃。脈象浮數。

病因 此症多由風熱襲肺。肺中津液為風熱之邪所爍。鍛煉成痰。積蓄于肺。因為咳嗽。百臟之痰黏滯胸膺。故咳而不爽。胸悶者。痰濁阻滯也。口乾者。肺有熱也。

治療 經渠　尺澤　魚際　解谿　陶道　豐隆

治理 經渠為肺之經穴。能治咳逆。尺澤為肺之合穴。能泄熱。魚際退身熱。解谿豐隆泄痰熱。陶道疏散風熱之邪。名穴相合。則有疏表熱化痰濁之功。故能治痰熱咳嗽也。

痰飲咳嗽

鍼灸學　　六十八

症狀　形寒嗆逆。每屆清晨或初更。則作咳甚劇。咯痰即膩。或稀薄白沫。胸悶。或脅痛甚則不能平卧。或胸背之間一片作冷。舌多白膩。脈濡滑或沉濡而細。

病因　此症多由飲食生冷。或感受寒邪而發。古人所謂形寒飲冷則傷肺者是也。然必因平素脾陽不振。或老人元陽衰者。不能運化津液。以致停蓄為痰飲。每受外邪或生冷食物之引誘。則潰入肺絡。乃為咳嗽。清晨初更則臟府安靜。脾胃運化之力益衰。故咳亦愈劇也。

治療　肺俞、膏肓、足三里、脾俞　俱灸

治理 肺俞膏肓位居背部。灸則直達肺臟。去痰邪而化痰飲。脾俞所以振脾陽而助運化。而足三里則降氣逆。若老人久年之痰飲咳嗽。每多下元虧損。則宜加灸氣海關元。以攝納下焦之氣。

乾咳嗽

病狀 咳而無痰聲不連續。內熱口渴。甚則胸脇引痛。然多脈數舌多絳無苔。

病因 此症多由感受外界之燥氣。故多患于秋令。蓋秋時燥氣盛行。感觸之直入肺臟。肺失清肅而成。或多食辛熱。嗜好煙酒。致肺有鬱熱。消爍肺液。而成膠黏固。蓋肺為臟腑之華蓋。臟腑之火。不得水制。上刑肺金。致肺燥乾。口燥啞聲無痰。與寒飲作咳者不同也。

治療　少商。列缺　肺俞　關冲　足三里　魚際

治理　魚際泄肺熱。少商關冲。清肺熱。而生津。列缺肺俞止咳逆。足三里降氣。諸穴同用。大有清熱潤燥降氣止咳之功。故能治乾咳也。

肺痿

症狀　咳聲不揚。咳痰黏子上行。行動微喘。氣即喘促。衝擊連聲。

病因

痿始一應。口渴。甚則半身痿癈。或手足痿耎。

金匱謂肺痿之起。或從汗出。或從嘔吐。或從消渴。小便利數。或從便難。又被快藥下利。重亡津液。故得之。喻嘉言曰。肺痿其積漸已非一日。其熱不止一端。總由胃中津液不輸于肺。肺失所養。轉枯轉燥。然後成之。于是肺火日熾。肺熱日深。肺中小管日窒。欬聲以漸不揚。胸中脂膜日乾。咳痰難於上行。觀此。則肺痿源由肺中津液枯燥。以致肺葉日漸乾痿。其所以半身痿癈。手足痿耎者。亦為津液虧損。筋失所養而成也。

治療　膏肓　肺俞　足三里　少商　列缺　魚際　太淵

中府　曲池

治理　肺痿由於肺熱傷津。故宜取少商列缺魚際太淵等穴。清肺熱而生津。膏肓肺俞為治咳之要穴。中府能清肺熱而治喘促。足三里則降氣。曲池清熱生津。若至半身痿厥手足痿弱則為難治。可遵照中風門半身不遂及手足不用條鍼治之。

肺癰

症狀　咳嗽。吐痰。腥臭。胸中隱痛。鼻息不聞香臭。自汗喘急。坐則喘鳴不休。唇反唂吐膿血。色如敗滷。穢臭異常。正氣大敗。而不知痛。坐不得卧。飲食難進。爪甲紫而帶彎。手掌如枯樹皮。面艴顴紅。聲啞鼻煽等症。

病因　肺癰之成。多由感受風寒。未經發越。停留肺中。蘊發為熱。或兼濕熱。痰涎垢膩。蒸淫肺竅。以致咳吐膿血。或如敗滷等者。則不可挽救也。

治療　魚際　少商　尺澤　豐隆　足三里　風門　肺俞　合谷

治理　魚際少商尺澤。清泄肺熱。豐隆足三里。降氣而化痰濁。風

風門肺俞合谷諸穴。皆泄肺氣而治喘急。初起者。鍼之可以收效。久則不能為力矣

第十二節　痰飲

痰與飲二症也。稠膩者謂之痰。稀薄者謂之飲。二者皆津液所化也。人而無病。則能營養人身。有病則為痰飲。反足以為害矣。夫痰多藏于腸胃與肺中。故每因咳吐下而出。飲者流溢周身。無處不到。蓋痰飲雖皆屬津液所化。而其變化之原因略有不同也。痰者乃胃中食物之精華。或肺中津液薰蒸而成。考吾人飲食入胃。化為乳糜。其精華則由腸胃之吸收管吸收之。傳達于淋巴管以入

血管而為血。若腸胃之吸收作用減退。則津液停滯腸胃而為痰。若肺為風寒之侵襲。或大熱之煎熬。則津液停滯于肺。而為肺中之痰。此痰濁之所由生也。飲者為胃中水液所化。或血中水分變成。吾人飲入之水。本由胃中吸收運化周身而為汗為尿。若吸收作用減退。則水分停滯而為飲。且血中本有水。若一部分之鼓動力輸送力減退。則停滯而為飲。停于內則為臟腑之飲。溢于外則為肌膚之飲。故飲者能流溢周身。無處不到。此飲症之所由成也。古人論痰。則有濕痰燥痰風痰熱痰寒痰之分。飲症則有痰飲懸飲溢飲支飲伏飲之別。症狀不同。治法各異。是不可不辨也。

濕痰

症狀　肢體沉重。腹痞脘悶。脈濡滑。面黄。舌淡而膩。痰多易咯口不渴。

病因　此症多飲食失調。如多食油膩厚味。或感受外界之濕邪。以致脾陽衰憊。不能運化。津液停留于胃。蘊蒸成痰。故腹痞脘悶。肢體沉重等症作矣。

治療　脾俞　膻中　中脘　豐隆　足三里　各穴俱灸

治理　古人謂脾胃為生痰之源。故取脾俞中脘二穴。促進脾胃之運化。使津液不致積蓄為痰。灸之則具化濕之功。豐隆身化痰濁。膻中宣泄氣機。諸穴合用。則有健脾胃運機樞化濕痰之功。

燥痰

症狀 喉癢而咳。咳則痰少而濃厚。氣短促。面恍白。咳而不爽。

病因 痰有厚薄之分。濃厚者為稠痰。較薄者為稀痰。大約痰之屬風屬濕屬寒者。多稀薄。屬火屬燥屬熱者多稠膩。人之精血充足。則化力厚而成稠痰。人之精血衰弱則化力薄而成稀痰。故暴病多稠。久病多稀。本條之燥痰乃燥氣傷肺。鍛津成痰。故濃厚黏膩。膠滯肺管。故咳嗽不爽。呼吸斷促也。

治療 依照咳嗽門痰熱咳嗽條鍼治之。

風痰

症狀 神機驟然蒙閉。神昏厥逆。四肢抽搐。痰聲如鋸。胸脅滿悶。脈弦面青。兩目怒視。

病因 此症多由肥盛之人。肌肉不堅。津液不化。古人謂肥人多痰濕。或平素嗜好烟酒。以致痰濁阻滯。陰分日衰。不能涵陽。則肝風內動。挾痰濁而犯腦。致成神昏抽搐等症。故名風痰。非外感之風邪也。

治療　大敦　行間　中脘　膻中　列缺　關元　百會　人中

治理　大敦行間潛熄肝風。中脘泄化痰濁。列缺膻中宣肺氣而開痰濁之鬱窒。以治胸脅滿悶。人中百會醒神昏而止抽搐。關元攝納下焦之氣。諸穴合用則具潛陽熄風抑肝滌痰之效。

熱痰

症狀　頭熱口渴。神昏好睡。咯痰濃黃脈洪面赤舌黃膩或神識不靈。

病因　此症由于熱邪蹯踞肺胃。津液爲熱邪之鬱蒸因而成痰故厚膩而色黃。煩熱口渴。若神昏好睡。神識不靈。古人則謂痰熱蒙蔽清竅。實則腦神經受痰熱之蒸灼。而失其靈動活潑也。

治療　經渠　陽谿　豐隆　間使、委中、靈道、神門

治理　經渠泄肺熱。豐隆化痰濁。委中陽谿間使清熱而治煩熱口渴。靈道神門清熱而醒神昏。

寒痰

症狀　咳痰稀薄。脈沉。面目清黑。小便短少。手足清冷。小腹拘急舌潤有青紫色。

病因　古人謂命門真陽衰微。不能蒸化津液。上泛則為痰。夫命門即腎。功主分泌水液。若失其功用。則水液停留。故少腹拘急小便短少。腎不分泌。則腸胃之吸收。亦失吸收之功能致水液停留。而為寒痰。所謂水泛為痰者此也。手足清冷者。陽氣衰也。

治療　命門　腎俞　膻中　肺俞　足三里　俱灸

治理　命門腎俞位居腎臟之外。灸之則直達腎臟。促進其分泌機能。所謂壯腎陽以制水也。膻中肺俞則溫化肺胃之寒痰。足三里引氣下行。灸之且能運化水液。使不致停蓄為痰也。

痰飲

症狀 素盛今瘦。咳逆稀痰。腸間水聲漉漉。頭目暈眩。足下覺冷。甚或小便不利。肌肉浮腫。脈多弦滑。舌白或紅潤。

病由 金匱有四飲之名。曰痰飲。懸飲、溢飲、支飲。惟痰飲屬痰。雖則屬痰。而所致之痰。必是粘液。或雜以微細痰屑之稀痰而已。非厚膩之痰可比也。痰飲症。古人謂為素肥今瘦。夫昔肥而今瘦者。良由飲食所化之津液。不能運化。停留腹部腔隙。以成痰飲。故腸間漉漉有聲。體中津液。因痰飲之消失不能榮養肌肉。以致日形瘦削。故昔肥而今瘦也。若小便不利。則水飲無從排泄。勢必溢于肉身。故為浮腫阻滯于肺。則為咳逆也。

治療　天樞　中脘　命門　膏肓　氣海　俱灸

治理　天樞中脘氣海。運行腸胃之水飲。使不停留。命門溫補腎陽。以通利小便。使停留之水。分由小便而排泄之。膏肓行肺中之痰飲。而治咳逆也。

懸飲

症狀　咳唾白沫。脅下引痛。脈多弦細。舌多白膩。甚或經年累月不癒。呼吸氣短。雙目仰視。

水飲能流溢人身。古人以其停留于何部。而異其命名。蓋示後學以辨別之法也。懸飲者。多起于病後虛弱。渴多飲水。或暴飲過多。因中宮陽氣衰微。不能蒸化分播。以致水停脇下。金匱謂水在于肝。脇下支滿。嚏而痛。蓋肝藏爲水氣窒礙。故咳吐引痛。水飲留于脇下。懸而不降。不由小便而排泄。故曰懸飲。若久延不癒。呼吸氣短。雙目仰視。則爲難治。

病因

治療

大椎　陶道　俱灸　肝俞灸　肺俞灸　期門　章門針

治理　肝俞行肝藏停留之水飲。期門章門治脅下引痛。且直達病灶。能運行脅下之水飲。大椎陶道肺俞灸之則振陽氣。化水飲。而治咳唾白沫。

溢飲

症狀　肢節疼痛。筋骨煩疼。嘔逆咳嗽。喘急不得臥。脈浮弦。

病因　金匱云。水飲流行。歸于四肢。當汗出而不汗出。身體疼痛。謂之溢飲。此症之成。多由其人虛冷多濕者。飲水過多。含濕更甚。脾因濕而失其運化之力。以致水飲停留。外不能由毛竅排泄為汗。內不能由膀胱輸出而為小便。是以洋溢四肢。故肢節腫痛筋骨煩疼。水飲入肺則咳嗽喘急。傳留于胃。則為嘔逆。因其為水飲洋溢而發生諸病。故名溢飲。

治療　水分　關元　神闕　肺俞　中脘　足三里　俱灸

治理　水分專治水病。以其能分利水液也。關元神闕中脘能運行水液而促進脾胃運化之機能。足三里降氣逆。以治喘急嘔逆。命門促進腎臟分泌。使水飲從小便輸出。則無洋溢之患矣。

支飲

症狀　頭暈嘔吐痞滿。欬逆氣短。倚息不能卧。脉弦細。舌淡而潤。

病因　金匱云咳逆倚短氣不得臥。其形如瘇。謂之支溢。支飲之原因。必其人平素肺臟衰弱。有咳嗽之疾。間作間息。或感風寒咳嗽。痰涎較多。若因其微而忽之。久則增劇。而成支飲。或由脾胃虛寒。水飲停留。支結于肺胃心下之處。故成嘔吐痞滿咳逆等症。

治療　依照溢飲條針治之。

伏飲

症狀　胸滿嘔逆。喘咳腰背痛。心下痞。振振惡寒。身瞤劇。脈伏或滑。

病因　伏者潛而藏之之意。蓋水飲伏于人身而為病也。張石頑

識　灸

曰。凡水飲蓄而不散。謂之留飲。留飲者。留而不去也。留飲去而不盡者。皆名伏飲。伏者伏而不動也。飲之所以伏者。必由脾腎陽虛。不能蒸散。伏于肺胃。則為咳逆嘔吐。心下痞滿等症。伏于腰背筋骨肌肉等處。則為腰背疼痛身瞤劇等症。此外更有澼飲、飲澼、流飲、酒澼、名等澼。者是聚有痰疾間作。間息以成澼也。澼者是水積腸中之意。流者是水飲流行也。酒客者以嗜好飲酒。每多飲病也。然其見症治法已概括各條中。故不贅述。

治療

膻中。中脘。關元。腎俞。脾俞。膏肓俱灸

治理　膻中　中脘　去肺胃之伏飲。腎俞　脾俞　治腰背之痠痛。而振脾腎之陽。蒸化伏藏之水飲。膏肓治喘咳而化痰飲。伏飲去則諸恙悉解。

第十三節　哮喘

熱哮

症狀　身熱口渴。喘咳不得臥。聲如曳鋸。而脈滑數。

病因　哮與喘二症也。哮者喉中有痰聲。其病因偏于痰。故金匱言哮。謂咳而上氣。喉中如水雞聲。喘則為呼吸之氣急促。其病因偏于氣。故治哮者宜治痰。治喘則宜理氣也。然哮

[illegible]

症之中。復有寒熱之别。熱哮由于痰熱内鬱。留于肺絡。氣為痰阻。故呼吸有聲如曳鋸。喘咳者。痰滯氣逆也。身熱口渴。痰熱故也。

治療　天突　膻中　合谷　列缺　足三里　太冲　豐隆　俱針

治理　熱哮由于痰熱内鬱。故刺天突膻中以宣肺氣而治咳逆。復取足三里豐隆之泄陽明痰熱。合谷列缺清泄肺熱。太冲能治諸逆上冲。諸穴合用。則有化痰濁。泄肺熱。降氣逆之功。故能治熱哮也。

冷哮

冷哮

冷哮。

症狀 形寒肢冷。咳嗽痰多。喉中有聲。脈細弦。或細滑。舌潤不渴。

病因 此症多由素有痰飲之人。留積胸中。每遇風寒而發。蓋風寒外來。肺氣先傷。陽氣不得外泄。引動痰飲上逆。故咳嗽痰多。痰飲壅滯氣道。故呼吸時。喉中有聲也。

治療 靈台、俞府、乳根、膻中、天突、豐隆、

治理 冷哮原因。內有痰飲。兼感風寒而發。治宜疏解風寒。溫宣肺氣而化痰飲。故灸靈台以解表寒。灸膻中以宣肺。天突乳根俞府豐隆以化痰飲。表解飲除。則肺氣寧矣。

實喘

針灸

症狀　胸高氣粗。呼吸促急。兩肩聳動。聲達戶外。兩脈滑實。

病因　素問曰諸病喘滿。皆屬于熱。又謂邪氣入于六腑。則身熱不時臥。上為喘呼。李士材云。喘者促促氣急。又謂張口抬肩。搖身擷肚。此皆指實喘而言也。夫實喘之原因由于感受外邪。壅窒肺竅。氣道為之阻塞。故胸高氣粗。肺氣急于向外排泄。故呼吸促急。而兩肩聳動也。聲達戶外者。呼吸之氣粗而急。然與哮症之痰聲有別也。

治療　肺俞　合谷　魚際　足三里　期門　內關　俱針

治理　喘症有虛實之分。實者宜瀉之。故取肺俞合谷魚際以泄肺氣。期門内關以泄胸中之邪，足三里降氣，若喘症而至面淺鼻冷。則不治。然速灸關元氣海。各數十百壯，或可救。

虚喘

症状 喘時聲低息短，吸不歸根。若斷若續。動則更甚。心悸怔忡。而脈虚細。

病因 虚喘由于腎元虧損。丹田之氣不能攝納。氣浮于上而成。多患于老人。以其為氣不足。故雖喘而聲低氣短。與實喘不同也。古人云。呼出心與肺。吸入腎與肝。腎虧則吸不歸根。故若斷若續也。心悸怔忡者。乃心下惕惕然。跳築築然動。本無所驚。而心動不寧。亦由心臟衰弱。腎氣上逆而然也。

治療　關元　腎俞　氣海　足三里　俱灸

治理　關元氣海攝納氣之上浮。而補丹田之氣。足三里引氣下行。腎俞益腎元虧損。腎氣充實。丹田氣足。則無上逆之弊矣。

第十四節　虛勞門

陽虛

症狀　怯寒少氣。自汗喘乏。食減無味。腹脹飧泄。或精氣清冷。陽痿不舉。目眩。肢瘦。膝下清冷。水泛為痰。面唇㿠白。舌白無華。脈多沉細耎弱。或大而無力。

病因　經曰陽虛生外寒。乃心臟機能衰弱。輸血力弱。皮下血管貧血。故見惡寒少氣等症。脾陽不振。則化力呆滯。吸收減退。故腹痛泄瀉。腎陽衰弱。則精冷陽痿。支瘦腳冷。故治陽虛者宜補脾腎之火也。

治療　命門　腎俞　脾俞　關元　神闕　各穴俱灸

治理　灸命門腎俞壯腎陽也。腎陽充。則膝冷陽痿等症悉解。脾俞溫養脾臟。復佐關元神闕以振下焦之元陽而強心脾。脾陽振則化力強。心陽振則輸血力足。斯惡寒少氣自汗泄瀉等症亦愈矣。

鍼灸

陰虛

症狀 怔忡盗汗。潮熱。或五心煩熱口乾不寐。男子遺精。女子經閉。或面赤唇紅。咳嗽痰多。脈多數而無力。

病理 經云。陰虛生內熱。多由熱病後。及少年色慾過度。損及肝腎。精陰枯涸。不能涵陽。以至陽氣偏旺。而生內熱。致于遺精不寐等症。亦由陰虛陽旺。君相之火不藏也。面赤唇紅等症。則由陰虛于下。而陽浮于上也。

治療 大椎 陶道 肺俞 膏肓 足三里 陰郄 後谿 肝俞 腎俞

治理 大椎、陶道，潛陽退熱。肺俞、膏肓、足三里治咳嗽而益虛。肝俞、腎俞，益肝腎之陰以涵陽。陰郄、復溜清虛熱而治盜汗。熱輕可鍼而灸之，熱甚者慎勿灸也。

五癆

症狀 潮熱盜汗。咳嗽痰多。初起多稀薄。久則漸形濃厚。胸部或背部一處作痛，或側面而臥，此肺癆也。若面色蒼白盜汗者為心癆。食少肌消而脹泄者為脾癆。兩脇引胸而不能行者為肝癆。

病因 精氣內奪，則為虛損。由虛而漸以成癆。故癆者精氣虛憊之極也。越人謂自上損下者。一損肺。二損心。三損脾。四損肝。五損腎。自下損上者。一損腎。二損肝。三損肺。四損心。五損脾。五臟俱損。乃成五癆。夫五勞雖屬五臟。然有連帶之關係。故中醫之論勞病。每述類及之。如咳嗽吐血。久而不愈。上損于肺。肺之呼吸系病。不能呼吸納養。體內之新陳代謝。因而失職。影響脾胃之消化。以及心之循環。腦之神經。腎之內分泌。各臟無不受其累。此所謂自上損下也。又有少年斷傷。損及腎臟。精液枯涸。遂生虛熱。引起肝陽。肝旺乘脾。消化失職。血無資生。則心之循環。無以供給。神經及各組織，均失濡養。五臟逆襲及肺。此所謂自下損上也。古人又謂上損及中。過脾不治。蓋肺病為第一期。病專在肺。咳嗽痰多。逮而肺經損壞。謂之第二期。潮熱盜汗顴紅。至壞及脾。化機、飲食不進。則為第三期。已屬不治。又謂下損及中。過胃不治。蓋胃陽虛而生內熱。以至飲食不進。過脈為不治也。雖西醫論此病則謂為結核菌為患。然均因臟器先弱。失卻抵抗能力。故適合于結核菌之滋長發育也。

治療

四花　膝眼　肺勞加肺俞膏肓足三里　心勞加陰郄

後谿　脾勞加脾俞胃俞　肝勞加肝俞章門　腎勞加

[illegible]

精宮三陰交（精宮在第十四椎下左右各開三寸按即膀胱經志室穴）

治理

四花腰眼專治五勞及一切虛損。肺勞則加肺俞膏肓三足里以治咳嗽而降氣。心勞則加陰郄後谿養陰退熱而治盜汗。脾勞則加脾俞胃俞補益脾胃而治泄瀉。肝勞則加肝俞以益肝，章門以治脇痛；腎勞則加腎俞精宮三陰交。以補益腎臟，而治遺精癆病之初起者。若治得法尚可挽救若久延不癒，則非鍼藥所能為力也

第十五節　吐衄門

吐血

症狀　吐血或從吐出。或從嘔出。傾盆盈碗。或鮮紅或紫黑。大塊。吐後不即凝結。面色㿠白。脈多虛芤。

病因　吐血出于胃。方書所謂府血是也。其原因多由胃熱逼血妄行。因而上逆。或暴怒火逆傷肝。古人謂怒則氣上。以致血向上逆。或肝火昌熾。鼓激胃中之血上溢。故從嘔吐而出。或飲酒過多。傷胃而吐血。然皆屬胃中之血。有謂肝心脾皆能吐者非也。失血過多。則成貧血之現象。故面色㿠

[illegible]。

白而脈虛芤也。

治療　魚際、尺澤、足三里、膈俞、中脘、內庭。嘔吐加肝俞、行間。

治理　吐血出于胃，故針足三里、內庭，以泄降胃氣之上逆。蓋氣逆然後血逆也。鍼膈俞以寧血。魚際、尺澤能止血。中脘清胃熱而降衝氣。嘔血屬肝火，故取肝愈以抑肝，行間以泄肝。然肝氣上逆而嘔血者，多兼胸脇脹痛，則宜加鍼期門、陽陵以治之。

咳血

症狀　因咳嗽而見血。或乾咳，或痰中帶血。咳由氣喘急，然所出之血。不如吐血之多也。脈多微弱。

病因　咳血出于肺，方書所謂嗽血是也。其原因多由于外感風熱。鬱于肺而喉咯咳作癢。故血從咳嗽而出。或陰虛火動上逆而咳血。或肥盛酒客。痰中有血。凡此皆肺中之血也。惟咳血久而成癆。或因虛勞而咳血者。則肌肉消瘦，四肢倦怠。五心煩熱。咽乾顴赤。潮熱盜汗等。當依照虛勞條治療之。

治療　肺俞　百勞　足三里　膈俞、　陰虛火動者加三陰交　肝俞　狀

中脘血者。加豐隆　中脘。　風熱襲肺者加風門　列缺

鍼灸

治理　咳血屬肺，故肺俞、百勞，為治咳血之要穴。足三里降氣。陰虛火動者，則加鍼肝俞、三陰交，以養陰。酒傷瘀中夾血者，則加中脘、豐隆，以降氣化痰。風熱傷肺者，故加鍼風門、列缺，以宣泄風熱之邪。

衄血：鼻衄、眼衄、耳衄、牙衄、皮膚出血

症狀　鼻衄即鼻中流血，亦名紅汗。耳衄、牙衄即耳中與牙齒出血也。眼衄目中出血也。皮膚出血又名肌衄。

病因　衄者血從經絡滲出，而行于清道也。良由風熱壅盛，而致或烟酒惱怒刺激而出。古人謂陽絡損則血外溢。血外溢則為衄血也。

治療

（鼻衄血）合谷 太陽穴 大椎 魚際 列缺 少商 上星 鼻衄原因由風熱襲肺。肺火上炎而衄。故鍼合谷 大椎 上星疏散風熱。魚際 列缺清肺熱。太陽位在鼻旁。故能治鼻衄也。少商能清肺且為鼻衄之效穴。

（眼衄血）睛明 太陽 行間 曲泉 眼衄及積熱傷肝或誤藥擾動陰血。以致血從目出。故宜鍼行間 曲泉以清泄肝熱。睛明 太陽以其部位近目。故能泄局部之熱而止血也。

（耳衄）竅陰（刺出血） 俠谿 陽陵泉 行間 翳風 此症多由飲酒

鍼灸

過多或多怒之人，肝膽之火上激，以致血從耳出，故鍼竅陰俠谿陽陵行間，以泄肝膽之熱；翳風以泄病灶局部之熱而止血。

（肌衄）膈俞 血海 此症亦血熱沸騰，而從血竅溢出，故取膈俞血海，以清血熱而止其血也。

（牙衄）合谷 內庭 手三里 足三里 牙衄乃陽明蘊熱上乘，故鍼合谷內庭手三里，以瀉陽明之熱；足三里清熱而引熱下行

上

莆田国医专科学校讲義

针 灸

（二册）

民國三十四年五月重订

第十六節　嘔吐

實熱嘔吐

症狀　口渴發熱。食入則吐。所出之物。多兼穢臭。或苦或酸。頭目暈眩。舌黃脈數。

病因　嘔者有聲而有物。吐者有物而無聲。二者雖略有不同。然皆胃病也。嘔吐之屬于熱者。由胃有鬱熱。火勢上炎。胃氣不能下降。而成或怒激肝氣。肝木橫逆。或肝胆風熱上炎。皆致嘔吐。經曰。諸逆衝上。皆屬于火。諸熱吐酸。皆屬于熱是也。夫吐出之物。或苦或酸者。則因胃酸與胆汁。因熱而

鍼灸

分泌過多上溢也

治療　內庭、合谷、內關、中脘、上脘、足三里、　肝胆之氣上逆者。加陽陵泉、太冲、

治理　實熱嘔吐。由于胃熱。故鍼內庭、足三里、以清熱。而降氣嘔吐之病灶在胃。故鍼中脘、上脘、以直泄胃中之熱。而上嘔吐。合谷、內關、宣泄胸部之氣而清熱。肝胆之火上亢者。則加鍼太冲、陽陵以泄之。若輕症之嘔吐。則單鍼三里。留撚、稍久。其效頗捷。

虛寒嘔吐

症狀 嘔吐稀涎面青肢冷。胃脘不舒。口鼻氣冷。不渴。苔白，脈細，

病因 嘔吐之屬于虛寒者。乃由脾胃之陽不振。運化失職。或飲食生冷。以致寒濕濁邪。留滯中宮。乃上逆而作嘔吐。故覺胃脘不舒。四肢厥冷也。

治療 中脘、內關、氣海、胃俞、三陰交、膻中、脾俞、足三里、俱灸

治理 嘔吐皆由氣上逆。故以足三里為要穴。內關、膻中、宣泄胸中之氣。脾俞胃俞振脾胃之陽。而化寒濕濁邪。三陰交能溫脾化濕。氣海理腸胃之氣。氣調則無上逆為吐之患矣。

乾嘔

症狀 乾嘔不止。有聲無物。與噦相似。惟不若噦聲之惡濁而長也。但覺胸膈不舒。口渴或不渴。甚則四肢厥冷、脈絕。

病因 乾嘔亦屬胃病。蓋由清濁之氣。升降失常。阻排于胸膈之間。乃脾胃虛弱。運化失職。氣機失調而成。亦有因于胃熱者。濁熱之氣上攻。則兼發熱口渴。

治療 中脘、足三里、內關、脾俞、胃俞、章門俱灸。胃熱者。改灸為針。

加針內庭、厲兑

治理 屬虛寒者。則單用灸法。以溫補脾胃。如脾胃俞、中脘、章門等穴是也。餘如三里、內關亦無非降氣行氣。而與升清降濁之功。因胃熱者。則以泄之。後加内庭厲兌以清陽明之熱。

第十七節 噎膈

寒膈

症狀 脘腹脹滿。嘔吐清水。四肢厥冷。食不得入。或食雖可入而良久反出。面色㿠白。兩脈遲細。

病因 膈者。膈塞不通。飲食不下也。若食入反出。謂之反胃。二者皆膈間受病。故通名為膈也。寒膈由于中宮陽氣衰微。寒邪凝聚。脾氣不能升。胃氣不能降。故飲食不下。反胃亦由脾胃虛寒運行失職。不能熟腐谷。變化精微故食雖可入。良久復出也。王太僕曰。食入反出。是無火也。古人謂朝食暮吐。暮食朝吐。是胃虛寒也。

治療 膻中灸 膈俞灸 中脘足三里公孫脾俞胃俞針灸

治理 膻中膈俞寬展胸膈之氣。足三里公孫降氣逆。中脘脾胃俞。振脾胃之陽而理寒邪。

熱膈

症狀 胃脘熱甚。口苦舌燥。煩渴不安。嘔吐酸臭。食入即吐。或前後閉澀。脈多大而有力。

病因 素問曰。三陽結謂之膈。與所謂三陽者。即腸胃膀胱也。蓋腸中積熱。則後不圓。膀胱結熱。則小便不利。故前後秘澀。胃有伏熱。則胃津枯耗。食道液燥。故食不得下。且下既不通。勢必上逆。故食下亦仍出。是火上行而不降也。因其三陽結熱。故口渴舌燥。煩躁不安也。

治療 內庭、中脘、足三里、支溝、合谷、大陵、內關、委中、大腸俞、

治理 內庭中脘泄胃熱。足三里降氣逆。且與支溝合用。則有導府之功。合谷大腸俞。清腸中之熱。委中清膀胱之熱。大陵內關清熱而治煩渴不安。

治療　三

氣膈

症狀　噫氣頻頻。中脘滿痛。痛引脊背。胸悶氣逆。食不得下。大便不利。

病因　素問曰。膈塞閉絕。上下不通。則暴憂之病也。此言噎膈之起。乎鬱結不舒者也。內經曰。愁憂則氣澀。湮鬱中心。抑鬱。憂結不解。則氣鬱于中。運化不行。肝氣上逆。故食不得下。而成氣膈。

治療　中脘、膻中、氣海、列　內關、胃俞、三焦俞、足三里、俱鍼、灸期門、鍼

治理　氣膈以調氣為主。故取膻中氣海理氣之鬱結也。三里降氣之上逆也。列缺內關宣胸膈之氣。期門泄肝氣。鬱結不舒。則胃氣不能敷布。故取胃俞三焦俞以運行胃氣。氣調鬱解。膈症自瘉。惟憂結為情志病。苟病者能達觀。則易于收效也。

痰膈

症狀　咳嗽氣喘。喉間痰聲。胸膈痞悶不舒。飲食不能下咽。舌多膩苔。兩脈滑實。

病因　此症多因憂思悲慧。脾胃受傷。血液漸耗。鬱氣生痰。痰濁

鍼灸

留滯于肺胃。阻塞機氣。飲食下咽。每有所阻。如礙道路。膈而不得下。噎膈所由成也。痰滯氣逆。故咳嗽氣喘。

治療　鍼灸

膈俞灸　天突鍼灸　肺俞灸　豐隆鍼灸　下脘灸　大都灸　足三里

治理　肺俞天突治咳嗽氣喘。膈俞理胸膈之氣。豐隆泄化痰濁。三里大都隆氣。下脘旋運中州。以行痰濁。

食膈

證狀　胸脘脹痛不得安。食難下咽而痛。甚或氣塞不通。危殆不堪。

病因　此症多患於老人。良由脾胃衰弱。每於過飢之後。猝然暴食、繫滿胃之上口閉塞脾胃之氣機而成噎膈食滯於胃、故胸脘部脹滿作痛。老年患此。多難救治。

治療 中脘、脾俞、胃俞、膻中、氣海、足三里、巨闕

治理 中脘三里巨闕化食滯而兼導大腑。脾俞胃俞助脾胃之消化。膻中氣海則調氣而宣氣機之閉塞也。

虛膈

症狀 飲食不下，肌膚乾燥。或嘔吐白沫。糞如羊屎。兩脈虛澁。體倦神疲。

病因 此症多由脾胃津液枯燥。不能化納。以致飲食不下。蓋人

針灸學　第十三

身藉飲食之精華以營養。若飲食不進。則滋養料之來源告匱。故肌膚乾燥。古人謂噎而白沫大出。糞如羊屎者。不治。若胸腹疼痛。如刀割者。死期迫矣。

治療　膈俞、合谷、大包、太冲、

治理　灸膈俞數十壯以治膈氣。針合谷以瀉大腸之氣。針灸大包以補胃。針太冲以降逆。然多不救也。

第十八節　臌脹門

水臌

症狀　初起四肢頭面腫痕。漸延胸腹皮膚。黃而有光。腹大繃急。

按之窅而緩起。甚則臍突[illegible][illegible]。口渴煩躁不寐。胸悶氣喘。皮膚日粗。面色灰慘。鼻出冷氣。則為危候。

病因

此症多由水腫之患。以變成者。水腫之原。多為飲冷過度。或着寒邪。以致脾胃陽衰。脾不運輸。腎不分利。體中水分無所發泄。水氣泛濫。溢于皮膚。膨脹而成水腫。日久月深。水質蓄積不消。肢體腫大。滿量遂成固體。即變水臌。水鬱於内。猶溝壑之積水。積久不消。化而為毒。則難施治。若腹露青筋。面色灰敗。則為水毒深重之候。若口渴煩躁。則水毒化熱。煎熬血液。腎中之龍火上騰也。凡此皆為水臌要

[illegible]

危之候，雖有華扁之能，亦將束手矣。

治療　腎俞　灸　膀胱俞　灸　三陰交　針　陰陵　針　水分　灸、人中　針　脾俞　灸

治理　腎俞、膀胱俞以宣膀胱之氣化，而促進腎臟之分泌。陰陵通利小便。脾俞振脾陽以行水。水分為治臌之特效穴。以其能分利水分也。三陰交運化脾藏之濕。人中可用粗針泄水。

氣臌

症狀　腹大而四肢瘦削。皮色不變。按之窅而即起。喘促煩悶。或腸鳴氣走。漉漉有聲。二便不利。脈弦濇。

病因　氣臌與水臌原屬二疾，以手按之成凹而不隨手起者。水臌也。按之成凹而隨手起者，氣臌也。氣臌之原因多由七情鬱結。氣化凝聚。留滯中焦。腹部乃爲之脹滿。用情太過。傷及脾胃。脾胃失運化之能。血液無從產生。肌肉失所營養。故四肢漸形瘦削也。

治療　膻中　氣海　關元　脾俞　胃俞　中脘　足三里　各灸數十壯

治理　氣臌原屬氣積。治以理氣爲主。故取膻中、氣海、關元，調氣而開鬱結。脾胃俞、中脘、三里，則助脾胃之運化，氣調則脹滿自除。脾胃强。則化力足。斯諸恙均解。

實脹

症狀 腹脹堅硬。大便秘結。小便黃赤。行動呆滯。呼吸短促。或息高氣粗。脈沉滑有力。

病因 此症多由七情之傷。脹起於旬日之間。或多感受寒濕之邪。多食生冷之物。以致脾陽不振。失其旋運。濕濁阻滯。因而痞滿。

治療 依照氣臌各穴針灸之。以調其氣。大便秘結者加針支溝、內庭。並瀉足三里。以化結滯而導大腑。

虛脹

容形枯槁，腹起於經年累月，腹部膨滿，朝寬暮急，或暮寬朝急。大便溏薄，或小便清白，脈細少氣，面淡舌白。

病因 虚脹多起於久瀉，或飲食起居不善攝養，或病後飲食不慎，中氣受傷，脾胃虚弱，不能運化，濁氣滯塞於中，以致脹滿。若痢後成脹，久病羸乏，臍凸已起，喘急不安者，此為脾腎俱敗，則難調治。若咳嗽失音，青筋横絆腹上，及爪甲青，或頭面蒼黑，嘔吐頭重，上喘下泄者，皆不治之症也。

治療 關元、中脘、下脘、神闕、脾俞、胃俞、大腸俞，各灸三五壯

治理 虚脹由於中氣虚損，脾胃衰弱，故灸關元、神闕、中下脘，溫

鍼、灸、穴

穴。以益中氣。大腸俞以激發腸中氣化。以治大便溏薄。脾俞胃俞則調補脾胃。扶助正氣。脾胃健則運化復常。而泄瀉矣。

第十九節　癥瘕門

癥

症狀　面黃肌瘦。飲食減少。神疲體倦。脅腹脹悶，有塊硬痛。按之有形牢固不動。舌光脈澀。

病因　積聚之有形可徵者。曰癥。古人謂癥者真也。然有食癥、痰癥、血癥之分。食癥者。因食積而成癥也。多由多食生冷黏臟之物。脾胃虛弱。不能消化。膠滯脘間。與氣血相搏。積聚成塊。日漸長大。堅固不移。凝瘀由于痰濁鬱滯。多積于臍下。血瘀乃血積而成也。多由　府虛弱。寒熱失節。或風寒內停。或悶挫跌撲。血氣停滯。壅瘀經絡。而成血瘀也。多積於小腹部。

治療

（少腹有塊）關元。太沖。行間。三陰交。膈俞。少腹有塊。多屬血積。故所取各穴。皆屬血分之穴。如太沖能行血。行間。三陰交能破瘀。膈俞通治血症。關元調氣以行血

（臍上臍下有塊）神闕。下脘。中脘。章門。脾俞。胃俞。臍上臍下

針灸學

有塊。多屬食積。故取下脘中脘以化積滯。脾俞胃俞健脾胃，以助運化。神闕調氣。章門能直達病灶，消脇下之塊∴

〔脇下兩旁有塊〕章門期門行間肺俞豐隆陽陵此症多由痰積，故取肺俞豐隆以化痰。章門期門以消積。行間陽陵疏肝胆之氣。以脇下屬肝胆二經也。更宜於塊之中央及上下左右。針而灸之。不問其為何積均可如法施治直達病灶。收效尤易。

瘕

一、症狀　發時胸脇臍腹或脹或痛。或噯氣或嘔吐。甚則氣逆神昏。

腹中有塊攻衝遊走無定聚散無常推之則散推之則走

多沉細、舌苔薄白。

病因 積聚之或聚或散者、曰瘕。古人謂瘕者假也。總經曰。聚者陽氣也。其始發無根本。上下無所留止。其痛無常處。蓋指瘕症言也。多由肝脾之氣失和。肝氣橫逆。脾失健化。水飲痰液。凝聚成癥。隨氣之順逆運滯。而時形時散。故起伏不時。游走無常也。

治療 氣海關元脾俞肝俞各灸十數壯 呃逆噯氣者。加鍼灸內關足三里。

治理 瘕症多為氣滯而發。故取氣海、關元、以調氣。脾俞、肝俞、調和肝脾之氣。嘔逆噯氣。則灸內關。以宣胸膈之氣。足三里以降氣逆。更須調攝得宜。可收全功。

第二十節　五積門

一　心積

症狀 此症起於臍時或臍上。大如手臂。形如屋樑。由臍至心下。斂聚於中。伏而不動。久則令人心煩心痛。夜眠不安。身體腫。腹皆腫。不可移動。因苦異常。脈沉細或芤。舌絳。

書目 難經曰。心之積名曰伏梁。起臍上。大如臂。上至心下。有苦瘀積。故名伏梁。此症多因心經氣血不舒。凝聚而成也。

治療　上脘針灸　大陵針　心俞針灸　膈俞針灸　行間　三陰交

治理　上脘直刺病灶。散氣血之凝滯。心俞、膈俞、大陵活血通結而瀉心經之積氣。足三里、調氣行血。行間、三陰交、行血而破血結。皆能心曠神怡。可冀漸以向愈。

肝積

症狀　左脇下有塊。狀如覆杯。有足似龜。久則寒熱如瘧。或嗆咳嘔逆。脇下痠痛。脈弦而細。

病因　難經曰。肝之積。名曰肥氣。在左脇下。如覆杯。有頭足。久不

肺積

症狀 微寒微熱。咳嗆氣促。呼吸不便。喘逆頻作。右脇下覆大如杯。胸痛引背。脉弦細。

病因 難經曰、肺之積名曰息責賁。蓋因肺氣積於脇下。喘息上賁也。此症多由肺氣不利。痰濁不化。積聚脇下。而成、

治療 巨闕、期門、肺俞、經渠、章門、豐隆、内關、足三里、鍼而灸之、

治理 息賁治法宜降氣開痰。散結。故取期門章門、巨闕直達病灶、以散結内關經渠宜肺氣而開痰濁之積土、積氣。豐隆足三里、降氣而化痰湯。

腎積

症狀 先於小腹右角起一小塊而微痛。塊漸大。痛漸劇。時上時下。痛引腹部。寒熱不時。甚則痛攻心下。坐臥不寧。困苦萬狀。繼則漸漸下衝。塊漸小。痛亦漸止。而至於無。起伏不時。

病因 腎積曰奔豚。因其發作時。有物如豚之奔走。故名。金匱曰、奔豚病、從少腹起。上衝咽喉。發作欲死。復還止。皆從驚恐得之。經曰。恐則傷腎。蓋大驚猝恐。腎臟之分泌乖常。尿毒穢氣。經而上逆。故自少腹上衝於心胸。甚則欲死。古人所謂水氣上逆凌心也。然亦有由腎氣虛而寒邪積聚。或房勞不節，復感秋涼而成斯疾者。

治療　中極、章門、腎俞、涌泉、三陰交、關元、(俱用灸法)

治理　奔豚由於腎氣虛寒，水氣上泛。故灸腎俞、湧泉，以益腎陽，而排除水氣。關元、中極，行氣而通調水道。章門、三陰交，祛腎臟之寒邪。他如氣海、期門各穴，均可酌取也。

第二十節　三消

上消

症狀　心胸煩熱，咽如火燒，大渴引飲，飲不解渴，小便清利，食量減少，大便如常，舌上赤裂，脈多細數。

病因 内經曰心移熱於肺傳為鬲消鬲消即上消也多由嗜慾過度或過食辛熱之物或感受燥熱之邪以致心肺鬱熱故飲水多而易消也

治療 内关 神門 魚際 尺澤 肺俞 人中 然谷 太谿 金津 玉液 俱針

治理 上消由于心肺鬱熱故針内关神門以清心熱尺澤以清肺熱然谷太谿清熱養陰金津玉液清心熱而生津液針人中以泄陽邪且此穴亦能治消渴多飲水也

中消

針灸 一方案之二

症狀 口渴引飲多食善飢不為肌膚肌肉瘦削大便秘結小便頻數自汗口臭甚或面赤唇焦脈滑疾舌紅苔黄

病因 經云二陽結謂之消又曰大腸移熱於胃善食而瘦謂之食㑊又曰邪在脾胃陽氣有餘陰氣不足則熱中善飢此症乃脾胃鬱熱津液枯燥故渴飲多食而不能化生津液以滋養飢肉以致漸形瘦削也

治療 中脘 胃俞 脾俞 内庭 曲池 三里 支溝 陽陵 金津 玉液 俱針

意思 中脘胃之募穴内庭泄胃之熱也曲池清大腸之熱脾俞陰陵清

燥熱金液玉液消熱而生津液三里支溝清熱而通大便

下消

症狀　初起便溺不攝溺如膏淋煩渴引飲漸至腿膝枯細面色黧瘦耳輪焦黑小便多而混濁或上浮如脂或如燭淚脈細數舌絳

病因　下消又名腎消多因色慾過度肝腎陰虛虛則火旺而津液為之消爍故煩渴引飲而小便渾濁也

治療　湧泉然谷腎俞肝俞肺俞曲泉中膂俞俱針

治理　下消由于肝命陰虧虛火上炎故針肺俞以清上焦之虛

灸腎俞肝俞以益肝腎之陰而制陽光湧泉然谷曲泉以清虛熱而養津液中膂俞清熱而養腎陰此皆治腎陰虛而成消渴者然亦有命門火衰火不歸元者則宜灸腎俞中膂俞中極命門關元氣海以振下焦之陽而納上浮之火

第二十二節　黃疸門

陽黃

症狀　一身盡黃色明如橘子柏皮身熱煩渴或消穀善飢小便赤澀大便秘結脈滑數舌黃厚

病因　黄疸有陽黄陰黄之分陽黄屬熱陰黄屬寒陽黄多由脾胃濕熱鬱蒸而成喻嘉言謂天氣夏月之熱與地氣之濕交蒸人受二氣內結不散發為黄疸惟近今之說有則謂胆熱總口炎腫汁不下于小腸溢于血管而發黄色也

治療　中脘足三里委中至陽胆俞陽陵泉公孫三陰交俱針

治理　中脘足三里清胃熱而導府委中清熱而利濕胆俞陽陵泉泄胆中之熱公孫三陰交清脾熱至陽化濕熱而退身熱

陰黄

[illegible]

症狀 身目皆黄黄色晦黯有若薰烟形寒脘痞腹滿踡卧四肢沉重或自汗自利小便赤少渴不欲飲甚則嘔吐舌淡而白脉濡而細大便白色

病因 陽黄色明屬濕熱陰黄色晦屬寒濕亦有因陽黄服寒涼藥劑過多而成陰黄者陰黄之成多由過食寒冷之物或感受寒濕之邪蘊于脾胃越于皮膚而成

治療 脾俞氣海足三里至陽中脘陽綱　俱用灸法

治理 陰黄屬寒濕阻于脾胃故灸脾俞中脘以化脾胃之濕邪以灸溫中之寒濕而治腹滿至陽陽綱化寒濕足三里

行温而治嘔吐

酒疸食疸

症狀 身目均黃 心下懊憹 胃呆欲嘔 體腫 溲黃 面發赤色 小便短少 足下熱 舌胎黃膩 脈弦實 此酒疸也 若寒熱 不食 或食畢即頭暈 脘腹滿悶 二便秘結 舌膩 脈滑實者 此食疸也

病因 酒疸者 疸病之由于酒傷得之者也 如飢時飲酒 或酒後當風而臥 入水沒浴 以致酒濕之熱 遏而不宣 蒸發為黃 食疸又名穀疸 乃食傷所成之疸也 多由胃熱 大飢 過食

停滯致傷脾胃而成夫所謂諸疸食疸者均屬陽黃病不過因其病因不同而易其名稱耳胡康臣先生謂凡人消化不良不論因酒因食妨碍膽汁之排泄者均成黃疸也

治療

灸針

酒疸依照陽黃條針之（食疸）中脘足三里胃俞內庭至陽

治理

酒疸雖由酒傷亦屬濕熱為病故與陽黃同治食疸由于食積故取中脘足三里以運化食滯胃俞內庭以泄胃實而清熱至陽清熱而退黃他如陽綱脘骨等穴俱可採用更宜與陽黃條互相參看

女勞疸黑疸

症狀　額上黑，皮膚黄，微微汗出，手足心熱，或薄暮發熱，然必以少腹拘急，小便自利，大便黑，為女勞疸之的症

病因　女勞無度，或醉飽入房，或小腹蓄血，或脾中濕濁下趨，古人謂為脾腎之色外現，則身黄而額黑。黑疸多由酒疸、女勞疸久延，或誤下以致脾胃虛弱而成，初起則面部發黑，甚則周身漸黑，大便亦黑，若腹脹如水臌，或心中如噉蒜狀，皮膚不仁者，則為危候

治療　公孫　然谷　中極　脾俞　腎俞　至陽　陽剛　俱用灸法

針灸……[illegible]

血瘀者加關元膈俞

治理　女勞與黑疸均由脾腎虛弱故灸脾俞腎俞以益脾胃佐公孫然谷以宣脾胃之氣化至陽陽剛專退身黃為治疸症之要穴若小腹有瘀血者則加針灸關元膈俞以行瘀

第二十三節　汗病門

自汗

症狀　不因勞動不因發散濈然汗自出或每至天明時汗自出惡寒身冷脈象虛微舌多淡紅

病因　自汗屬陽虛陽者衛外而固表者也陽氣內虛陰中無陽

蓋濕虛陰盛而衰不固腠理疏則汗隨氣泄經謂陰勝則身寒汗出即其候也若過服汗劑汗出不止則為亡陽危候

治療　合谷針後溜灸大椎灸

治理　瀉合谷補後溜以止汗大椎以固表而振陽氣可參用下條發汗各穴若自汗欲脫亟宜灸神闕不論壯數但以汗止為度蓋汗出過多則心臟衰弱神闕為強心之穴也

盜汗

症狀　寐中汗觸出醒後倏收氣虛衍倦脈虛細舌多紅而光伸

針治

景云男子平人脉虚弱細微者善盗汗也

病因

盗汗屬陰虚陰者内營而斂藏者也陰氣虚弱則空内熱而迫液外泄若兼咳嗽顴紅潮熱等症則已入損門為難治若汗出如珠不流者此為絶汗死不可治

治療

間使後谿陰郄肺俞百勞

治理

盗汗屬陰虚内熱故針間使後谿陰郄以養陰退熱肺俞百勞退熱而益陰若婦人産後脱血過多孤陽無依大汗不止者則宜本條各穴改針易灸并加灸氣海關元等穴以固真元

黄汗

症狀　身重而冷狀如周痹胸中鬱塞不能食燥煩不眠汗自出而口渴汗出沾衣色正黄如柏汁脉象多沉

病因　黄汗爲疸症之一身黄而汗出染衣作黄色也乃脾家湿熱蘊蒸由毛孔泄出多由汗出水浸浴水入毛孔經鬱蒸而爲黄汗仲景所謂黄汗得之汗出入水中浴水從汗孔中入得之是也

治療　脾俞陰陵三里中脘公孫至陽

治理　黄汗屬脾家濕熱故取脾俞公孫以清脾熱三里中脘至

針灸　二年生九

多寐症

症狀　四肢倦怠無力胃呆食減呵欠頻頻精神萎頓反復昏睡

一　脈則虛緩

病因　此症多由七勞大病之後脾陽虛憊精神不振以致怠倦多寐或濕邪內戀蒙蔽清陽神志不清昏迷好睡則必兼舌膩口糊等症

治療　脾陽虛倦者　大椎至陽肝俞

濕邪內戀者　中脘足三里脾俞胃俞

詮理　大椎至陽振陽氣脾俞益脾艾灸三穴則能興奮精神而

治陽虛多寒濕屬濕者則取中脘三里脾俞胃俞以斡旋中樞而化濕邪。

第二十五節　疝氣門

症狀　氣從少腹上衝心疼痛異常甚則冷汗淋漓飲食不進二便秘塞不通古人所謂不得前後為衝疝也

病因　疝症均屬于肝與衝任為病良由衝任循腹裏肝脈過囊而環陰器故疝氣雖有衝疝厥疝瘕疝狐疝㿗疝癃疝癩疝等之區別絡不外乎此三經也衝疝之原因多由寒濕之邪久鬱于內化而為熱客寒觸之以致少腹疼痛掣引

牽之甚則氣上逆而衝心作痛歲久不瘳漸變衝心疝氣則難調治矣

治療　關元太冲獨陰臍上三角灸法

治理　衝疝乃衝任與肝三經之氣滯而成故用臍上三角灸法以宣通氣結關元太冲疏肝任二經之氣獨陰為經外奇穴專治疝氣

癩疝

症狀　少腹控卵腫急絞痛甚則陰囊腫大如斗如栲栳或頑痹不仁

病因　此症由太陽寒濕之邪下結膀胱因而陰囊腫痛經曰三陽為病發寒熱傳為癩疝三陽即小腸膀胱膀小腸膀胱居下體而肝與胆為表裏故皆能致疝也

治療　曲泉中封太冲大敦氣海中極

治理　肝脉循陰器故疝病皆宜取肝經之穴曲泉中封泄肝氣也太冲大敦疏肝氣也且二穴治疝氣每有特效可謂治一切疝氣之主要穴復針灸氣海中極以調氣而化寒濕之邪

厥疝

針灸

衝疝　　一百十一

症狀　脉大而急，小腹疼痛上下左右攻衝無定，甚則四肢厥逆。

病因　肝經素有鬱熱，寒邪外鬱肝氣，氣乃不伸，遂因而橫逆，遂成此症。

治療　太冲、太敦、獨陰、石門、氣海

治理　太冲、大敦，疏泄肝氣；石門、氣海，行氣而治小腹疼痛也。

狐疝

症狀　睪丸偏有大小，臥則入腹，立則出腹，時上時下，脹疼攻痛，久則正氣日衰，病氣日盛，以致不能坐立，坐立則脹疼欲絶也。

病因 ·經曰肝所生病為狐疝多由寒濕之邪襲入厥陰濕結下焦邪挾肝風而上下也

治療 依照㿗疝條治療之並于臍下六寸兩旁一寸灸三壯

瘕疝

症狀 腹存瘕痞左右有塊痛而且熱時下白濁女子不月男子囊腫

病因 此症多由于脾經濕氣下注于衝任交會之處以致結為瘕痞作痛衝為血海任為氣海脾濕下注衝任失調故女子為不月男子則陰囊腫痛也

鍼灸

治療　氣海　中極　陰陵　陰交　大敦　太冲

治理　陰陵化脾經之濕氣，大敦太冲治陰囊腫病，氣海中極陰交宣衝任之氣而消瘕疝。

㿉疝

症狀　肝脈滑甚，卵核腫脹偏有大小，堅硬如石，痛引臍腹，甚則腎囊因腫脹而成瘡，時出黃水，或成癰潰爛，或下膿血。

病因　此症稱之為㿉疝，以其必裹膿血，甚則下膿血也。是由肝不條達，血凝氣滯而成。蓋肝脈環陰器，故結於陰囊而為

㿉疝

治療　依照癩疝條治療之再加針氣衝中極以行氣血之凝滯而治臍腹部之痛

癃疝

症狀　少腹滿痛腎囊腫大小便秘塞甚則脹緊欲絕

病因　癃者小便不通也疝病而小便秘塞故名癃疝此症多由脾經濕熱下注膀胱濕熱鬱結故小便不通腎囊腫大少腹滿痛等症見矣

治療　關元陰陵三陰交水道大敦太冲

治理　癃疝治法當通利小便故取關元宣膀胱之氣化而治少

針灸

腹痛瀉陰陵水道化脾經之濕熱而遺調水道大敦太冲

則治陰囊脹腫也

一下十三

第二十六節　遺精門

康健之體氣盛精旺淡色慾節房勞其有偶然遺者非病也乃盈滿而遺也謂之精溢若每日遺或三五日遺以致疲勞倦怠耳鳴頭眩者則病矣若非有良好調治久則漸入虛勞而斃

不治然遺精一症則又有夢無夢之別有夢屬心病無夢屬腎病

有夢曰夢遺無夢曰滑精二者之治法略有不同述之于後

夢遺

症狀　精泄稍每夢與女子交合或每夜一遺或數日一遺久則
神思恍惚脈多弦數舌紅有腫黃薄

病因　每遺屬心病多由好色之人見美色觸于目而起淫心印
入于腦夜乃成夢而遺精古人謂心為君火腎為相火慾
念妄動則君火搖于上相火熾于下水不能濟而精隨以
泄或陰虛之體不能涵陽陽氣易與而致遺泄若失于調
治久則漸入損門為患不淺也

治療　心俞白環俞腎俞中極關元三陰交針

治理　心俞白環俞腎俞三穴清君相之火而滋陰三陰交則養

金　炎

陰以滋陽所謂壯水以制火也中經謂元氣虛弱而固精情由于慾念妄動者則為心理所造成尤宜恬淡性精清心寡慾庶可見效不然則無情之針灸可救生理之變化不能治情慾之變動也醫者病者宜注意之

精滑

症狀　每夜睡中無夢自遺或慾念一動陽舉而精自滑下不分晝夜甚則一日數度精神痿頓耳鳴目眩腰痛頭昏漸則潮熱盜汗而成虛勞脈虛弱或細數

病因　此疾多係縱慾無度或誤犯手淫斲喪太過以致腎氣不藏

精關不固不能攝精每於慾念一動而不禁而滑出漸至神經衰弱而潮熱盜汗等症作矣調治殊難治療此症首宜使病者定心志節嗜慾然後施以治療之法古人云服藥百裹不如一宵獨臥此症最相宜也

治療　精宮腎俞關元中極俱用灸法

治理　精宮能固攝精氣專治遺精關元中極固精益元氣而補虛弱腎俞補益腎藏若兼潮熱盜汗等症則加鍼灸膏肓足三里

第二十七節　淋濁門

鑒別　一百卅五

淋與濁二症也淋者小溲數而且澀淋瀝不暢故謂之淋仲景云淋之為病小便如粟狀少腹弦急痛引臍中大抵淋病之起多由腎熱之故與濁懸異濁者小便時下濁液綿綿如漿水狀態多由濕熱下注然淋病有石淋勞淋血淋氣淋數淋之分濁則有赤濁白濁之別症狀各有不同宜分別治之

五淋

病狀　（石淋）臍腹引痛小便艱難輕則下沙甚則下石或黃赤或渾濁色澤不定便時刺痛遊於心肺令人難忍（勞淋）小便淋瀝不通遇勞而發身體疲憊溲時數痛痛脹牽引谷道勞

之微者甚淋亦微勞之甚者其淋亦甚（血淋）溺痛帶血血色鮮紅脈數（氣淋）少腹滿痛溺有餘瀝（熱淋）肥盛之人濕熱流于下焦多發于夏季過令瘧罰之人陰虛津結熱甚而淋瀝皆莖中熱痛小便熱赤口渴喜飲水或煩熱

病因

（石淋）由于膀胱蓄熱使其氣化之職結成沙石從尿道而出惟此症非其人陰陽太虛而曾患生殖器病者不易得此故五淋中當以石淋為最少然一經患此頗難治癒故為淋病中最重之症（勞淋）由于本能衰弱之氣不足膀胱不能輸送水道苟一遇勞寧溺窘因此澀塞不通而為淋

病（血淋）此症亦由膀胱蓄熱熱甚搏血失其常道與溲俱下（氣淋）由于氣化不及州都胞中氣脹故使小便艱澀小腹滿堅（熱淋）熱淋有虛勞之分屬於腎者如與不潔之婦人交合或好食辛辣煎炒厚味積熱太甚流注下焦膀胱而為熱淋虛者如好色縱慾陰精枯燥相火昌熾熾灼津液腎氣為之斷喪致水道不利而成熱淋

治療

胃俞三焦俞小腸俞膀胱俞陰陵中極合谷尺澤石淋加針行間太谿委中勞淋加針關元血淋加針血海三陰交氣淋加針氣海熱淋加針湧泉

治理　淋雖有五然皆爲小便澀痛屬腎與膀胱熱邪鬱結不能滲泄故也故針腎俞膀胱俞宣通氣化三焦俞小腸俞以清熱中極以鼓下焦氣化佐陰陵以通利小便合谷尺澤開肺氣而調水道石淋加行間太谿委中以清養陰勞淋加灸關元以益下元血淋加血海三陰交以清血氣淋加灸氣海以調氣熱淋加湧泉以清熱

赤白濁

症狀　初起口渴小便時莖中熱痛如火灼刀割穢濁之物淋瀝不斷隨溺衝出不便時自流濃液白濁則色白如眼之眵

如瘡之膿赤濁溺赤濁亦赤經過相當日數則莖中不灼痛小便則頻數濁液自滴脉多滑大或濇滯

病因

白濁赤濁多由入房太甚或交媾不潔忍精不泄以致敗精瘀腐蘊釀而成或濕熱下注而成濕熱濁然由敗精瘀腐者十中六七由濕熱下注者十常二三古人謂色白如泔或如腐汁腐敗而馬口不乾結者為濕色黄赤而馬口乾搐者為火然間有失於調治久則脾氣下陷而成脾腎虛弱之症則當求脾腎而舉之而固之不能與普遍之赤白濁一例觀也

治療　三陰交關元腎俞膀胱俞陰陵脾虛下陷者脾俞胃俞關元中極章門針而灸之

治理　濁與淋雖屬二症然其治法則相近本症取腎俞膀胱俞關元等穴鼓舞下焦之氣化佐三陰交陰陵清熱而分利小便蓋小便通暢則濁自除脾胃虛者則針灸脾俞胃俞章門關元中極以益脾腎而固下元

第二十八節　癃閉門

小便癃閉

症狀　閉者則小便閉無點滴下癃者淋瀝點滴而出一日數十

鑑別　一百弍八

或勤出無度屬實熱者則煩悶舌赤大便閉小便不通重中疼痛屬虛寒者憎寒喜煖手足厥冷小腹如冰言語輕微裏無熱候口不渴舌淡紅然皆小腹痕急脘腹痞滿甚則胸悶氣喘

病因

屬實熱者則多因濕熱之邪鬱阻膀胱以致小便閉塞少腹痕滿屬虛寒者則由腎陽衰弱不能分佈水液以致小便點滴日數汗行然亦有敗精瘀血阻塞溺道以致小便閉塞更有因肺氣不宣者古人謂肺主通調水道肺氣閉塞則小便不適也

治療　氣海關元中極屬實熱者加鍼陰陵三陰交曲泉屬虛寒者加灸胃俞膀胱俞肺氣不宣者加合谷尺澤

治理　氣海關元中極、宣下焦之氣化、氣化行、則小便暢下屬實熱者、則佐陰陵等穴清熱而利小便屬虛寒者則佐腎俞、等穴、以振腎陽、肺氣不宣者、則佐合谷等穴以開展肺氣、之癃閉則下竅自利、若因敗精瘀血者、則多屬鬱熱之症可依照實熱條鍼治之、

大便閉

症狀　大便閉結腹部脹滿疼痛拒按內熱煩躁、口渴溲赤、此屬

針灸

實閉若形羸神衰、肌肉消瘦、内無實熱、大便秘結、此屬虚秘

病因 實閉症多由食積與邪熱阻滯、腸中、以致便閉腹痛、故必兼煩熱、口渴等症、虚秘者、則因血虚液枯、腸中失所濡潤不能輸送糟粕外出、故内無實熱見症、肌肉消瘦者、血液枯而營養缺乏也

治療 大腸俞、支溝、足三里、氣海、實熱者加中脘、内庭、三間、虚者加太冲、太谿、

治理 大便不行、病灶在腸、故取大腸俞、氣海、以宣腸中氣化、足

三里、氣海、支溝、降腑胃之氣而通大便、實熱症加鍼中脘、內庭以化積滯而清邪熱、陰虛則加太冲、太谿以滋養津液、津液清則大便潤下、

第二十九節　便血門

小便血

症狀　小便溲血、衄多無力、神疲腹脹、若溲血日久、形瘦色萎、癃閉如淋、二便引痛、喘息盈脹、行步不能者、與死為鄰矣、

病因　經曰胞移熱於膀胱、則癃溺血、可知溺血之由、無不本諸熱者、蓋血得熱則妄行、從小便而出、多慾之人腎經虧損、

十張

下焦結瘀，血隨溺出，經亦有肝脾兩虛，血室之血失於統攝，而成此症者。

治療　膀胱俞、關元、三陰交、湧泉。肝腎虛者，加肝俞、腎俞。

治理　膀胱俞清膀胱之熱，佐關元以固血，三陰交、湧泉清熱以寧血。肝脾腎虛者，加肝俞、腎俞以益肝腎。

第三十節　婦女門　經病

症狀　未及經期而經先至，腹不甚痛，身熱而色紫，脈洪數，此屬實症。亦有腹痛身不熱，而色鮮紅者，此屬虛症。

病因　女子經水以三旬而一至，月月如斯，經常不變，故謂之月經文謂之月信，一有不調，則失其常度，而諸病見矣。素問曰：天地溫和，則經水安靜；天寒地凍，則經水凝泣；天暑地熱，則經水沸溢。可知經水先期屬血熱者為多。蓋血熱[illegible]壁能使神經與細胞起非常之興奮，于是血液運行亦同時超過常度，而經乃先期至矣。然亦有因于氣虛不能攝血，而不由血熱者。更有因于憂鬱忿怒過度，血液之循環乖度，遂致血不涵肝，肝氣橫逆，而經水先頭來者，此在乎臨症時細察也。

治療

血熱　血海　三陰交　行關元　針　肝氣橫逆者加曲泉、期門

十

灸

[illegible]百二十一

肝俞氣虛者灸氣海中極三陰交

治理　血熱而經先期至者、則當瀉血熱故取血海三陰交行間等穴以清熱關元位居子宮鍼之則能直達子宮故為經病之要穴鍼而泄之以清熱、肝氣橫逆則加灸曲泉期門肝俞以泄肝氣虛者則灸氣海中極三陰交以益氣而固血

經水後期

症狀　經水後期而來少腹綿綿作痛、而色淡不鮮脈大無力或濇細惡寒喜煖、此虛寒也然亦有色紫或成塊者而脈細

暴止者[illegible]藥木也

病因 方書謂經水後期，屬血室虛寒，或生冷凝滯，蓋血室虛寒，或誤服生冷，其血因寒邪而凝結，于是血液之循環滯澀，運行之能力減退，遂致經行後期矣。間亦有血熱乾枯者，蓋血熱內熾之人，因過度熱量之熏灼，遂致血絡燥結，血液乾枯，血行滯澀，而致經水後期而至者，然不常也。

治療 虛寒者，關元、氣海、血海、地機、歸來，灸；血熱內熾者，依照血熱而經水先期條，鍼治之。

治理 虛寒而經水後期，治當驅寒邪，溫下焦，而調氣血，故灸關

針灸 葉二十二

元、氣海、歸來、以煖子宮、而益氣除寒、灸血海、地機、散血瘀之凝滯、而促進血行、庶乎寒邪去、氣血通暢、斷無愆期而來之患矣、

月經過多或減少

症狀 婦人經水一月一行、其排泄量須月月平均、若經來過多、或過少、則為病矣、

病因 方書以經多屬實、經少屬虛、此言其常也、然經來過多、有因於氣虛者、有由血熱妄行者、有由鬱怒傷肝者、蓋氣虛則不能攝血、血熱則血液妄行、鬱怒則肝氣橫逆、凡此種種、

實所以瘀而能過多之病、經來過少、有由于瘀熱內蓄者、有由于脾胃虛弱者、有由于血室虛寒者、蓋瘀熱內蓄、則血液乾枯、脾胃虛弱、則飲食減少、健運失常、經血之生化之源、血室虛寒、則血液之運行力弱微、因而凝注、凡此種種、皆能使月經減少也。

治療

經水過多、或過少、屬氣虛者、依照經水先期氣虛條治療之、屬瘀熱者、依照經水先期血熱條針之、血室虛寒者、依照經水先期血熱條針之、血室虛寒者、依照經水後期虛寒條治療之、脾胃虛弱者、則於虛寒條中加灸脾俞、胃俞、以補益之。

經閉

症狀　經閉有虛性實性兩種。虛性之症狀，為頭眩心悸，面色㿠白，脈細。初則經行減少，漸至經閉不行，或神疲氣短，肢冷脈微，經行乍多，漸至經閉，或食少便溏，面黃，脈虛，經期紊亂，漸至經閉。如見少腹硬痛，肌膚甲錯，脈象沉細，月事不來，或腹滿瘕痛，胸悶噯噫，脈象弦細，而月事不來，此實性之經閉也。

原因　經閉之原因頗多，本條所言不過舉其大略耳。實性之經閉多由瘀血停於衝任，經脈鬱結不得下行，故致經閉。和少腹硬痛，發熱煩躁，血滯不行。經閉而大便燥痛，胸悶，噯噫等症，皆為氣鬱之徵也。虛損之經閉，多由血液貧乏，或肝經虛損，子宮不能分泌經水，致經閉，而成頭暈、心悸、氣短、肢冷等氣血虛弱之現象。或脾胃虛弱，消化不良，飲食減少，缺乏產生經水之原料，亦成經閉之病，而現食少、便溏、面黃等症。然有由生理異常者，則月經終身不來，所謂暗經是也。又有二月一行者，謂之並月；三月一行者，謂之居經；一年一行者，是謂避年。其經水雖不按月而來。然亦能受娠，身無疾病，此生理之異常，不能作疾病論也。

治療

實性經閉，歸俞、血海、氣海、中極、行間、曲泉、三里，俱用針法瀉；虛性經閉，三陰交、腎俞、肝俞、關元、脾俞、胃俞，俱用針法。

病理

經閉之為病，若因氣血經水之凝結，或因氣結之阻滯，以致閉而不下，則當去其障礙，而經自通，故宜鍼瀉歸俞、血海以去血積，氣海、中極直達子宮，調氣和血，其他如三里、行間、曲泉俱有破血行血之效。若虛性經閉，其根本為血液缺乏，無瘀可破，無積可通，法宜補之益之，則水到渠成，血液充而經自下，故灸關元、三陰交等以補血液，益下元，脾胃二俞則培養中土，滋其化源，經閉之由于脾胃虛弱者尤為至要穴也。

經痛腹痛

症狀

經期腹痛，有經前腹痛，經來腹痛，經後腹痛，經前與經來而少腹絞痛者，大多拒按，或經水成塊，脈多沉實，經後而少腹作痛者，則多為空虛之痛，痛而喜按，脈多虛細而弱。

病因

凡經前經來而腹痛者，多屬血瘀氣滯，經盡之後其痛即止，經後而腹痛者，多屬氣血虛弱，然其原因頗為複雜，如

醫鈔　　　　　　　王益卿

屬于血瘀氣滯者，則有因胞宮陰寒有餘，經水不得陽氣之溫化而暢行，遂致少腹綿綿作痛，經水澀少，甚則四支厥冷；或行經之期感受風寒，或內傷生冷，氣血凝泣，不得暢行而發痛者；寒或熱客胞宮，以致行經發劇烈之疼痛者。所下經血，其職異常也。如經期不慎，誤犯房事，或誤食酸澀過度，皆足以使血凝氣滯而造成經前經中之腹痛也。若經後腹痛，則由素血衰少，供不應求，月經將期，勉強下血，以致血營虧虛，血液缺乏，遂成虛處之痛，痛多喜按，未必以，或陰虛經室空虛，寒邪客之，以致腹痛。然更有先天不足，經六个月不全，案女初次經來，即患經痛，以後每行必發，經期尚未暢，以陰道狹窄，經水不得暢行，然藥所難醫治，必待生育之後自行痊愈也。

治療

血瘀氣滯者，地機，血海，氣海，中極，足三里，合谷，交信，經後腹痛由于寒客胞宮者，關元，氣海，灸之，由於血虛者，依照經閉門，虛性經閉條治療之。

治理

經前與經來發痛，由于血瘀氣滯，治宜行血調氣，故取地機，血海，交信等穴，以行血而治療，續取氣海，中極以調下焦之氣，合谷三里以宣氣滯，因於寒者，關灸以温之，因于熱者，鍼以泄之。經後腹痛之由，于寒客胞宫者，則灸關元、氣海二穴，以散寒邪。

經漏

症狀　經來不斷，淋瀝無時，所下不多，或時[illegible]止，或少腹綿綿作痛，神疲支倦，飲食減少，脉沉細或數。

病因　經漏者，淋瀝不斷也。此症多由柔弱之人，氣虚不能攝血，衝任不固，以致月事淋瀝不斷，色多淡而不鮮；或因行經未淨而行房事，致傷胞宫而成，則多少腹疼痛；此外如寒熱邪氣客于胞中，或憂思鬱結，氣滯不宣，皆足致此症。

治療法

財當經期之

氣虛不能攝血者。關元氣海百會腎俞命門俱用平。

治理

氣海關元益氣而固血。腎俞命門補益下焦之元氣。百會則從高而升舉之。故能治淋瀝不斷。經期行房與氣滯不通者。依照經來腹痛條治療之。寒熱之邪客于胞中者。依照經水先期血熱條與經水後期虛寒條治療之。

血崩

症狀

突然下血不止。病人頓成貧血狀態。全不皮膚成蒼白色。

十

良

證象

口唇爪甲尤甚。心虚怯悸。四肢發麻。眩暈耳鳴。甚則不省人事。脉芤或沉或伏。

病因

血大至謂之崩。是急病也。其原因亦有多端。素問曰。陰虚陽搏謂之崩。張石頑曰。崩之為患。或脾胃虚損。不能攝血。或肝經有火。迫血妄行。或以怒動肝火。血熱沸騰。或脾經鬱結。血不歸經。凡此皆足以成血崩。外復有悲哀過度。尤為血崩之大因。蓋吾人平日識之者知乎。而血安靜。若遇不如意事。而起悲哀。則氣為之鬱結。神經乃起而亂之。以致血行之秩序淩亂。甚則血脈破裂。而成血崩之患。雖然血崩之原因滙多，當血崩不止，生命之虞，指顧間危險甚至。不極為制止，而欲究原，未有不誤事也，故不論其病原如何，當以止血為要務，遏止急流，庶可救急於一時，然後因正施治，以善其後。

治療 血崩不止，關元、中極、百會、三陰交、隱白、大敦，以上僅灸。用直接灸法，不論壯數，以血止為度。

治理 關元、中極益下元，而固血；百會升清止血；三陰交養血；隱白、大敦，為治血崩之特效穴，直接灸之，可以立止。其原理如何，莫能解之，舊說所謂大敦屬肝，隱白屬脾，肝藏血

針按 脾統血故二穴能治血崩然其確實之理由或為不然者缺之以迨知者。

第五十一節 帶下

白帶赤帶

症狀 女子下部流出粘液似水似膿或赭或稠色白者名白帶。色赤者名赤帶。赤白相間者赤白帶。或出口疼痛。尿意頻繁。或穢臭不堪。失調治則變為久病。粘液愈多。體質衰弱。面黄肌瘦。全身倦怠。食慾不振。腹痛頭眩。因之多至無生育。[illegible]睡不眠。且易致血虧。及全身之衰弱症。

原因

諺云十女有帶可知婦女多帶病矣五[illegible]其[illegible]、帶下為女子生而有、津津常潤、本非病也、但過多則爲病矣、女子所爲帶下者、謂其綿綿如帶而下也、前賢言此、有主濕風入胞宮者、巢元方孫思邈嚴用和皇甫貞和諸人是也、有主濕熱者、劉河間張潔古諸人是也、有主脾虛氣虛者、趙養葵薛立齋諸人是也、有主痰濕者朱丹溪是也、有主脾腎虛者、張景岳是也、立說多端、總而括之、不外寒熱二端而已、其病灶則在子宮也、張子和也、赤白痢者、是邪熱客于大腸、赤白帶者、是邪熱客于胞宮、英國合信氏曰、子宮誠白帶，與肺傷風則流清涕、大腸病則下痢，其理相同。蓋傷風流涕，為鼻膜分泌出之粘液；下痢為大腸分泌出之粘液；帶下則為子宮分泌出之粘液也。子宮蓄熱，或子宮有炎，腎能分泌多量之粘液，或黃或白，其色不一。色赤者則為赤色。屬熱者，火眼隱隱作痛，所下之物或帶臭穢，甚至灼熱。白，其子宮浮腫故也。屬寒者則不痛不癢，不穢臭，所下之物如白色。為多性帶下，除上列原因外，更有思想無窮，憂慮七情，或手淫太過、房事不節，以致損傷子宮而成。本症亦有……比白帶者更為多數也。

治病　带脉　归来　三阴交　中极　色赤者加三焦俞、小肠俞、血海

治理　带脉专治带下，归来、中极位近子宫，能直达病灶，驱除障碍。三阴交针之，则清热养阴，灸之能温暖下焦，用之以为各穴之佐使。属热则针泻以清热，属寒则艾灸以除寒湿。带伤子宫，炎肿粘滞，夹血而下，故针灸血海以清血；三焦俞、小肠俞以清下焦之火。若带病久延，体质渐衰，食减面黄者，则当加针灸肾俞、命门、关元、脾俞，以补脾肾而固下元。

附不孕之治疗法

生育一事男女雙方均有密切之關係苟雙方發育健全而無疾病則兩性相交未有不生育者反之若雙方有疾病或生理異常則不能成孕矣夫生理之異常屬女性者則有螺紋鼓角脉五不孕及子宮歪邪之類屬男性則有發育不全陽物短小精管不正等凡此種種皆非針藥所能療其於疾病者則可得而治矣總其原因頗多女子則月經不調氣血虧損子宮虛寒皆不受孕男子則陽痿不舉精薄精冷或早泄等亦不能生育也血經不調視其或先或後辨其虛實寒熱遵照經病各門中

血氣虧損　宜取臍會氣海肝俞腎俞三陰交鍼而灸之以益其氣血

子宮虛寒　宜取關元中極腎俞三陰交以振下焦陽氣、而養其元、並宜多灸之、

陽痿不舉　（或早泄）腎俞命門關元、宜多灸之、取其能補真氣而振腎陽精足陽充則陽舉矣

精薄精冷　依照女子子宮虛寒不孕條治療之、尤宜節制性交、庶克有效、

濕脚氣

[illegible]　冬

一百三十一

病狀

浮腫先見手足部、軟弱光亮、漸延兩股兩脛、不便行走、其則破之流水、痠重難動、因寒而發者、面黑惡寒、足冷如冰、是為寒濕脚氣、濕鬱化熱者、面黃口渴、便閉溺赤、足如大熱、是濕熱脚氣、若惡心嘔吐、煩渴異常、氣短喘息、胸悶心跳、或腹部衝緣動躍震手、則為喘氣衝心之危候、若脉短促、舌紫黑、若苔焦、其人昏厥不語、兩鼻孔煽者、則不治、

病因

脚氣病、內經謂厥、分痺厥、痿厥、厥逆三症、須知腫痛為痺厥、即濕脚氣也、縱緩不收為痿厥、即乾脚氣也、厥氣衝胸為厥逆、即脚氣攻心、也溯脚氣之原因、多由處居低濕之地、

濕邪襲入足脛經絡，或因而致腫脹，或飲污穢之水，及腐敗食物，化出濕熱，下注兩足而得之，如濕毒上攻，則成脚氣衝心之症。

治療　足三里、三陰交、絕骨、陰市、陽輔、陽陵、解谿、商邱、崑崙，脚氣攻心加針關元、氣海、大敦。

治理　脚氣病所取各穴，皆病灶之局部，且各穴之功效，爲陽輔、陰陵、風市等之通經絡，三里、崑崙等之化濕行氣，故能治脚氣，頗有效驗，惟寒濕脚氣則宜針而灸之，若濕熱脚氣、腫處發熱者，慎不可灸，若脚氣攻心，則宜加取關元、氣海、

灸

針灸

大敦以泄其氣之上逆。

乾脚氣

症狀 兩脚乾瘦、不腫而痛、或麻痺攣急、或日見枯細、步履維艱、面色枯燥、舌多紅、脈弦數、或弦細、甚則衝心而成心悸、氣促、腿即震動症

病因 本病多起於病後營養缺乏、或暑熱傷及三陰、津液為熱所灼、以致枯細瘦弱、而為乾脚氣

治療 湧泉、三陰、太谿、崑崙、陰陵、陽陵、三陰交、絕骨、三里。

處理 下肢所取各穴、均能直達病灶、而具滋養陰經、疏通經活絡

之功者攻心症則與濕脚氣之脚氣攻心條同治

第三十三節　痿躄門

痿症

症狀　腿膝手足不利、或不能伸屈、或軟弱而不能履行、或冷麻而失其知覺、

病因　痿者四肢無力、舉動不能、如委棄之狀也、此症多由熱邪爍傷精血、而皮毛筋骨為之瘦弱無力、或病後精血大虧筋骨失所營養而成、内經所謂大經空虛、榮衛之氣不足也、

治療　陽陵、絕骨、大杼，灸，參看手足各病門

治理　痹之證乃筋骨為病，故灸陽陵、大杼、絕骨三穴以恢復筋骨之用，並參看手足各病門以治療之。

痹症

症狀　筋骨二部發作痛，如無一定部位，遊行走痛而無一定處。

病因　經云：風寒濕三氣雜至，合而為痹。風氣勝者為行痹，寒氣勝者為痛痹，濕氣勝者為著痹。都由經絡受風寒濕各邪之襲擊，手而麻木、疼痛、攣拘急等症。

治療　依照痹症治療各穴，改灸為針，或針且灸之，並參看手足

針灸各病門

第三十四節　頭部門

頭痛

症狀　然頭痛多屬三陽經絡，太陽頭痛在正中與項部，少陽痛多在兩側，陽明痛多在額部。內傷頭痛，多見氣怯神衰、過勞而發，或頭痛如破，或時常牽引作痛，昏暈不安。

病因　外邪襲入三陽經絡，頭部血管或充血或瘀血，皆致頭痛，以頭部屬三陽經也。然有因風因寒因濕因熱因暑等

針　灸　　　　一百三十四

之差別，或受風寒而痛者，則多兼惡風惡寒；因於濕者，則頭痛而重，或倦怠無力，口糊；因於熱者，只見發熱心煩口渴；因暑者，或有汗或無汗，身惡熱；如血分不足，陰火攻衝，則痛連魚尾，善[illegible]陽，或五心熱煩；因七情惱怒，肝膽火鬱上沖而痛者，則頭痛如破，或痛引脇下；因痰飲而痛者，則昏重而痛，憒憒欲嘔。頭痛自有多因，不可不辨也。

治療

腦頂痛：上星、風池、百會。正頭痛：上星、神庭、前頂、百會、額角眉稜骨痛：攢竹、合谷、列缺、眉心。偏頭痛：頭維、太陽、風池、臨泣、

治理　以上各穴皆根據病情而取，頭痛之屬實熱者，針以瀉之；屬虛屬寒者，針以灸之。更宜究其病因何屬，而加用其他穴。如因外感風寒者，當加灸風門、風府、大椎等穴，以疏風寒；因濕者，則加取中脘、三里、陰陵等穴，以化濕；因暑熱者，則加針委中、尺澤、合谷、曲池、間使等穴，以清暑熱；因陰血分不足，陰虛火上沖者，加復溜、間使、三陰交、心俞、腎俞等穴，以養陰退熱；肝膽之火上沖者，加肝俞、期門、行間、太衝等穴，以泄肝；因痰飲者，則加豐隆、肺俞、三里等穴，以化痰飲。此皆貴乎醫者臨症時隨機而應變之。

一百二十五

針[illegible]灸　　　　　　　　　　　　三十五

附頭痛　雷頭風

頭風與頭痛，異稱同症，凡頭痛之久而不愈，起伏不常，時發時愈者，此頭風也，故其症狀與治法與痛一也，惟有因痰飲停留胃脘，甚人嘔吐痰多，發作無時，甚則停痰上攻，口吐清涎，暈眩不省人事，飲食不進者，則為痰厥頭風，若頭痛而挾鬱者，為氣鬱頭風，亦有痰濁陰滯治頭中如雷之鳴者，風客所致也，治療之[illegible][illegible]，取豐隆、脾俞、三里、中脘等穴，以化痰濁，佐風池、臨泣、頭維、合谷等穴，以治頭痛，雷頭風宜取百會、風池、風府、懸鐘穴，驅風而治頭痛，[illegible][illegible][illegible]之穴，更宜寒熱虛實，於補瀉之上，陽寒者則灸之，若失眠者兼此症，則眩暈更劇也。

症狀

眩暈

眩謂眼黑，暈為頭旋，俗稱頭旋眼花是也。由于內風者，多兼耳鳴、心悸，或夜間盜汗、五心常熱；屬于外風者，則多惡寒熱、骨節痠痛，或頭眩而兼頭痛額痛。

病因

經云：諸風掉眩，皆屬於肝。故眩暈之病，多屬肝腎陰虛，不能涵陽，而虛陽上越，致成頭旋眼花、五心發熱等症，其因一。外感者間亦有之，蓋風邪外襲，鼓動痰涎，上干而成眩暈，然屬于內風者為多也。

十七

一百三十八

針灸

治療　屬內風者　百會　頭維　太陽　攢竹　上星　肝俞
腎俞　湧泉　行間　三陰交
屬外風者　風池　風府　頭維　攢竹　豐隆　三里
中脘

治理　內風眩暈，係肝腎陰虛，而虛陽上越，沖害擾及肝胃，故眩肝腎二俞，及湧泉、行間、三陰交等穴，以益肝腎，而斂虛陽，復取百會、攢竹等穴，以治頭部之眩暈，標本兩顧，庶見有效。外風則取風池、風府，以驅風邪，頭維、攢竹，以治痛竅頭暈，後取豐隆、三里、中脘等穴，以化痰濁，濕邪解，痰濁平，則眩發自愈。

附大頭瘟蝦蟆瘟

（大頭瘟）此症多由風熱之邪襲入三陽經絡、初起於鼻額逕至面目、紅腫、如火灼熱、面有光澤、或壯熱、氣粗口乾舌燥、咽喉腫痛不利、或寒熱往來、甚則大便不通、若不急治、瘟處必致腐化或膿、或有傳染之可能。

（蝦蟆瘟）則腫于頸項部、亦屬風熱為病、其兼見之症狀與大頭瘟同、頗有能傳染。治此二症、急宜於太陽穴之紫絡用三稜鍼刺去惡血、委中尺澤之靜脈、及少商商陽中冲少冲少澤等穴均刺出血，以清熱而解毒，復針合谷曲池等穴，以退熱而消瘇，如大便不通者，更宜針中脘足三里支溝等穴，以通大便。

第三十四節　目疾門

（目赤）兩目紅赤，或色似胭脂，或赤絲亂脈，或赤脈貫睛，怕日羞明，甚則淚下，此症之因，多屬風熱上乘，或火鬱于上，以致目球充血，故目赤而疼痛，若因於肺熱上凌者，則多赤而不痛也。

治療　太陽、睛明　攢竹　頭維　屬風熱火鬱者，加風池委中　合谷　以疏風而清熱，屬肝熱者，加鍼臨泣行間肝俞等穴，以泄肝熱。

【目眩】此證之起因有二：一爲外因，一爲內因。外因者乃感受外界風熱之邪而成者也。其證眼胞癢痛，輕則如麻，重則如蝦，或兼多淚而發痛，甚治之易癒。內因者，多由龍雷之火因上攻擊，其證多虛實，所謂方書云：重則瘀滯閉塞，血灌瞳中，頗爲難治，而變證不測也。

治療　外因者刺風池、頭維、合谷，以驅風熱之邪；刺童子髎、攸太陽穴（以出血刺出血）以泄局部之熱，而治眼胞內膜之充血。

內因亦宜刺太陽、攢竹、睛明、頭臨泣等穴，以清熱而退

十

之

金針

瀉後宜灸肝俞、足臨泣、光明、行間、湧泉等穴，以行上逆龍雷之火，然每多不治也。

（青盲雀目）青盲者，瞳孔如常，無損無缺，略無變態，惟視物不見。其原因多由七情內傷，損其精血，以致目失所養，最為難治。若高年及病後或心腎不充而成斯症者，雖治不愈。雀目俗稱雀盲，亦稱鷄盲，目科謂之高風內障。其狀至晚不見，至曉復明，乃由血虛所致。內經曰：目得血而能視。血虛，則不能視也。

治療　青盲與雀目，均由陰血虧虛而成，治當滋補肝腎之陰，故宜取肝俞、命門、三陰交，以益肝腎之陰。陰充目得所

羨而光自復複取瞻子膽礬仍以物復視補偶之法

（目昏）初起時但昏如霧霧中行、漸覺空中有黑花、又漸覩視物成二件、久則光不收遂成廢疾、此症多由血液虛、火炎燔損而成、如七情太過、六慾之傷、以致肝血不足、則成此症、或青盲目疾失治、耗其目光而昏者、則難醫治也、

治療　依症青盲與雀目條治療之、因三者皆屬肝陰不足而成之症也、

（翳膜）此症先感視物不明、繼則生膜如蠅翅、其象如有不同、故名稱多端、有所謂圓醫冰醫滑醫澁醫散醫浮醫沉醫偃月醫

此成 [illegible] 之

一百五十九

針灸　二十五至二十七期

劍脊翳、棗花翳、白翳、黄心、黑花翳等并圓翳者，黑睛上懸圓光患，一眼繼傳兩目。日中看之差小，陰處看之則大，或明或暗，視物不明。冰翳如冰凍堅實，陰處及日中看之，其形一目疼而淚出。滑翳如水銀珠子，微含黄色，不痛無淚，遮繞瞳神。澀翳，微如赤色，或聚或散，澀痛無淚。散翳形如鱗點，乍青乍白，疼痛流淚。浮翳上如冰光，白色環繞瞳神，不癢不痛。沉翳白藏在水下，向日細視方明，疼痛極重。偃月翳，風輪上半氣輪交際隱隱白片，薄薄蓋下，其色粉青。劍脊翳亦稱黄翳，色白或如[illegible]

黑睛上膜之內四圍環而來白翳黃心四邊皆白中心一點黃大小皆顯微赤圓圍在黑珠上黑花皆凝結青色大小皆形皆滴頻頻下淚此皆翳膜之名稱與症狀之大略也欲知其詳則當讀眼書也其原因多由肝氣盛而發在表也亦有因勞慾過度或有藥過多而成也

治療　取睛明　四白　太陽　攢竹　等穴以退翳膜取肝俞行間光明以泄肝更可刺少商出血用血點目以退翳膜

陽氣衰少者鍼而之

（目淚）目淚之症有二一為迎風淚流一為目淚自流迎風而

治　法

錶療 一百四十

流淚者，以多怒恚于老年婦人，蓋年老則淚線硬化，一遇風寒，伸縮力減退，則淚外流；且婦人善哭泣，以致淚線弛張，亦成斯症。目淚自流者，多由感受熱邪，或肝熱上激淚線，分泌之液過多，而向外溢也。

治療 迎風流淚，宜鍼灸太陽及鍼頭維、攢竹以恢復其功用，並直接灸大小骨空穴，每有特效。目淚自流，取太陽、風池、頭維、後谿、睛明等穴，以泄熱。肝熱者，加肝俞、臨泣以泄肝。

第三十五節 耳疾

【耳聾】此症有二，一為耳聾，一為重聽。耳聾則兩耳無所聞，重聽則較耳聾為輕、但聞之不真也、按腎開竅於耳、少陽之脈絡耳、故肝膽之火上逆、則為耳聾、腎氣虛弱則為重聽、亦有風熱之邪襲虛而成暴聾者、

治療　耳門　翳風　聽宮　耳聾者、加肝俞、行間、俠谿、臨泣等穴、以泄肝膽之火、重聽者、則肝俞、腎俞、太谿、以補益肝腎、耳暴聾者、加風池、合谷等穴、以疏散風熱之邪、

【耳鳴】耳鳴有虛實二種、耳中如蟬噪不休、以手按之愈鳴者、屬實、乃肝膽之火上逆也、若時鳴時止、以手按之則不鳴、或

一〇四

火熾、蒸腦虛、乃肝腎之陰不足也、虛者、依照重聽條治療之、實者、依照耳聾條治療之、

第三十五節　鼻疾

〔鼻塞〕鼻為肺之竅、風冷傷肺、津液凝滯、則鼻塞不通、或風熱襲肺、鼻膜炎腫、亦成鼻塞之病、

治療　宜取迎香通天以宣鼻竅、復取風府合谷上星以疏解風邪、

〔鼻流清涕或濁涕〕鼻流青涕不止、名曰鼻鼽、多由感受風寒、鼻竅入於腦過多、而向外流液也、鼻流濁涕、名曰鼻淵、亦

四漏膿鼻涕墮下如白帶、有時或黃或紅作腥臭以致氣也
腥臭、亦由風寒化熱、鼻膜因炎腫而成此症也。

治療

鼻衄宜取上星、風池、大椎、鍼而灸之、以驅風寒、鼻淵宜于以上各穴、單用鍼法、以驅風熱、後加鍼迎香、百會、合谷、以泄熱而消鼻膜之炎腫。

第二十六節　牙齒門

牙痛

齒為骨之餘、而屬腎、其部位則屬陽明、故陽明鬱熱、或腎陰虛而虛陽上亢、則為齒痛、或風熱外襲、亦成此症、然屬陽明鬱熱者、則舌黃口渴、紅腫疼痛、多兼發熱、屬陽

鍼灸

上亢者則不腫不滿舌多無苔若因風熱者則多發熱而兼惡風寒、亦有因于蟲痛者則齒上有蛀孔也、

治療 合谷頰車於痛灶之局部以止痛、上齒牙痛則加鍼人中下齒牙痛加鍼承漿、陽明有熱者、則加鍼內庭以泄之、虛陽上亢者加鍼呂細以清之、屬風熱者、加列缺以驅風熱

第三十七節　口舌門

乾唇腫　唇屬脾胃、脾開竅於口、故口乾唇腫、皆屬脾胃有熱若唇腫而起白皮、皺裂如蠶繭者、名曰繭唇、亦屬心脾之火上逆也、

治療　宜取合谷　二間　足三里　三陰交　少商　商陽　刺出血以清脾胃之熱、齦唇加刺大陵、神門、尺澤、等穴以清心熱、

舌瘡舌出血　舌瘡者舌疼痛而有瘡、甚發生糜爛、舌出血者舌破而有血流出、按心開竅於舌故舌病屬心、心經火盛則舌瘡糜爛、或舌破而出血也、

治療　取金津玉液、刺出血、以清心火、復鍼合谷、委中、人中、太冲、內關、等穴以泄熱、

重舌木舌　重舌者舌下腫脹如舌形、木舌則舌之腫脹滿口、而語塞、亦屬心經鬱熱而發於外也、均是急症、宜速治之、

治療　宜速以三稜鍼於舌上兩邊刺出血以清熱退瘴(舌正中不可刺)復刺金津玉液十宣等穴出血以泄熱

第三十八節　咽喉

喉痺　喉裏燥塞痒痛，痰多不能咽物，甚則水漿不得下也。甚原因甚多，有由于風熱者，則兼壯熱惡寒；有由于熱毒者，則兼面黄目赤，目睛上視；有由于陰毒者，則喉間腫如紫李，微見黑色，惡寒，身闘腰痛，肢瘦；更有于飲酒過度而成，或七情所傷，而成氣癖喉痺等，非數言可盡，然多屬痰火及風熱抑遏而已。

治療　宜刺少商、合谷、頰車、關冲等穴，以開鬱泄熱；後鍼尺澤、神門、湧泉、豐隆、三里等等穴，以清熱而化痰

或　長

一百四十四

喉風

咽喉腫痛、痰涎壅塞、口噤不開、不能言語、或面赤腮腫、湯水難下、多由痰火而成、推所起之根源、有所不同、如忿怒失常而動肝火、勞傷過度而動心火、膏粱炙煿而動胃火、謳謌憂惱而動肺火、房勞不節而動心火、凡此種種、皆足以使喉風、由於火上痰升所致、其名稱亦有多端、有所謂鎖喉風、啞瘴喉風、纏舌喉風、珠連喉風、落架喉風、等不勝備舉也、

治療 宜急刺少商、商陽、關冲出血、以清熱開鬱、再鍼合谷、尺澤、魚際、神門、內關、豐隆、以清熱化痰、

咽痺喉痛　普通之咽痺或喉痛皆屬風熱宜取少商合谷液門等穴以疏散之、

乳蛾　乳蛾生於帝丁之旁形如乳頭、紅腫疼痛妨碍飲食有單蛾雙蛾之別單蛾生於一邊雙蛾生於兩邊其因有二、一屬實火、二屬虛火、屬實火者則起於猝暴兼有形寒發熱頭痛等症、虛火則發生緩慢而無寒熱之見象也、

治療　宜刺金津玉液廉泉等穴以清熱退腫輔佐合谷少商以泄熱

第三十一節　小兒痧症

錄參　一百四十五

疳症　多因小兒氣血虛憊、腸胃受傷所致、有因孩提斷乳早食粥飯、或乳食不節而成者、有恣食甘肥香炒生冷而成者、其症多見頭皮光急、毛髮焦稀、腮縮鼻乾、口乾唇白而眼昏爛、揉鼻挦眉、脊聳體黃、鬭牙咬甲、焦渴自汗、尿濁瀉酸、腹脹腸鳴、癖積潮熱、嗜喫瓜菓、鹹酸炭米泥土等物、此皆疳症之現狀也、張石頑謂疳者藏府虫疳也、良以此症原因寄生蟲潛居臟府而成、又謂疳者乾也、因脾胃津液乾涸為患、在小兒為五疳、在大人為五癆、蓋小兒之疳症即大人之癆病也、名稱頗多、姑舉其要以資參考

肝疳　面目爪甲皆青眼生眵淚隱澀難睜搖頭揉目耳瘡流膿
腹大而露青筋身體瘦弱糞青如苔

心疳　身體壯熱、面赤唇紅口舌生瘡胸膈煩悶、五心煩熱、盜汗
發渴

脾疳　面色發黃、肌肉消瘦、心下痞硬、發熱嗜睡、好食泥土、頭大
頸細、有時吐瀉、大便腥黏、

肺疳　面白氣逆咳嗽、毛髮焦枯、肌膚乾燥、增寒發熱、常流清涕
鼻頰生瘡、

腎疳　面目黧黑、齒齦出血、口中氣臭足冷如冰腹痛泄瀉啼哭

不已、

懸辛疳　腦後頂邊有核如彈丸，按之轉動，輭而不痛，其中有蟲如米粉、身熱羸瘦，或便利膿血、

丁溪疳　手足極細、腹大臍突，面白潮熱往來、顱顖開解，頸項小而身黃瘦、

脊疳　身熱羸瘦、煩渴下利、拍背有聲若鼓鳴、脊骨如鋸齒，十指皆瘡，頻嚙爪甲、

蛔疳　皺眉多啼，嘔吐清沫，中脘作痛，唇口或紅或白、腹痛露筋、肛門濕癢、

哺露疳　虛熱往來、頭骨分開、翻睛、吐蟲、煩渴、嘔噦、此外更有腦部生瘡、謂之腦疳、潮熱、五心煩熱、盜汗、嗽喘、謂之疳癆、手足虛浮者、謂之疳腫、然皆同一疳症、以其症狀稍有差異、而別其名稱也、

治療　四縫穴　用粗針刺之、擠去白色之水液、至見血乃止、或用交叉灸法、或於中食二指割脂、按此症頗為難治、藥物治療不易見功、惟此三法、擇一用之、頗有捷效、其理則不可解、惟疳症之較輕者、則用四縫穴、重者則宜用交叉灸或割脂法、

第三十一節　胸腹門

【胸痛】多由傷寒表邪未解，下之太早，內陷胸中，或六淫之邪傷肺，肺氣鬱怫不宣，胸亦為之作痛；惟痰凝氣結，或血積于內，亦成胸痛，惟多隱隱作痛，其痛緩，其來漸，久久不癒，飲食減少，此內傷胸痛也。

治療　（外感胸痛）表邪內陷者，支溝、間使、行間、內關，針之以開泄表邪；六淫傷肺者，氣戶、肺俞、中府、列缺、少商，針之以宣肺氣。（內傷胸痛）期門、天突、中脘、膻中以調氣，痰凝者加足三里、豐隆以化痰，血積者加膈俞、行間以行血。

〔胸中痞滿〕此症心下阻滿而無實質可指，多由脾胃虛弱運化不及，以致痰凝食滯，或憂思鬱結，氣滯不宣，致成胸中痞滿不舒也。

治療　陰陵、中脘、足三里、承山、內關，針而灸之，以宣展氣機而助運化。

〔脇痛〕古人謂肝膽藏於內，外應乎脇，且厥陰少陽二經均行脇部，足以脇痛無不屬於膽肝之病。然有內傷外感之不同，內傷者，如暴怒傷觸，怨哀氣結，或飲食失節，冷熱失調，或痰積流注於脇，與血相迎，皆能作痛，惟因於怒氣或怨哀

金 分

而作痛者則痛而且脹得噯則緩、其痛有時而息、因痰積者則痛無已時、或脇下高起作痛此内因也、外因者如傷寒邪入少陽耳聾脇痛此風寒所襲而為頭痛脇痛然多兼寒熱頭痛等症、此外更有跌仆閃歐内傷于血積于肝經則脇部亦作痛惟痛而不脹按之則劇、綿綿無已時、

治療

一切脇痛以期門章門陽陵泉為主穴、如由于暴怒或怨哀過度者、加針灸膻中氣海、以調氣、痰積流注者、加中脘足三里以化痰行積、血積者、加針膈俞行間太冲以行血

風寒襲入，以飲參酸侵淫人也。[illegible]

「脘痞證」此症多由中州陽氣衰微，與胃虛弱，以致氣滯不通，或痰滯不化，或痰濕互阻，更有七情內傷，木不條達，或肝氣橫決而影響于脾胃，亦成中脘痞滿之症。

治療 中脘、建里、內關、足三里，鍼而灸之，以旋運中宮，開通氣鬱。惟由肝氣失于條達或橫逆者，則宜加鍼期門、行間，以泄肝。

「腹痛」腹部疼痛，其症甚多。古人謂臍以上屬火，屬實，臍以下屬寒，屬虛，然亦不能執一而論也。究腹痛之原因，有外、

劍、一分

感寒邪而痛，有脾虛氣滯而痛，有食滯而痛，有血凝而痛。他如濕熱、陰寒等，皆足以致腹痛也。凡外寒邪多食生冷以犯脾胃而痛者，其腹柔軟而不拒按。脾胃虛弱冷氣凝滯不通因而致。而痛者，其痛綿綿不已，喜熱手按揉，面白神疲，小便清利，飲熱惡寒，或得食稍安，脈多微弱。如口腹不謹，饑食過飽，或食後坐臥以致停滯不化，則胸腹痞滿，痛不欲食，噯氣作酸，或痛而欲利，利後稍減，脈多滑實。若瞋怒太過，憂思鬱結，或跌仆傷損，以致血液瘀滯而痛者，則不瘥而痛，飲水作呃，遇夜更痛，痛於一處，定而不移。如痢疾腹瀉、霍亂吐瀉而腹痛，則多屬熱，或陰寒之阻滯也，各詳本文，兹不再贅。

治療 中脘，天樞，氣海，足三里。虛寒者灸之，實熱者針之，脾胃虛弱者加針灸脾胃三陰交，以溫補之。食滯不化者，加針內庭大腸俞，以化積滯。血凝作痛者，加針肝俞膈俞行間，以行血破瘀，或於痛處針而灸之，其瘀自散。

〔肝胃氣痛〕 此症多由脾胃虛弱，肝氣乘之，以致胃脘脹痛，或口泛清涎，或嘔吐頻作，飲食不進，甚則二便不適，手足厥冷，脈沉或伏，時發時痛，每多成為痼疾。

【治療】宜針期門、行間、陽陵、以疏泄肝氣、中脘、氣海、以調脾胃之氣、內關、足三里、行氣而止嘔逆、若疼痛過劇、而致脈伏支冷、二便不通者、則可於尺澤、委中各部之靜脈刺出血

第三十二節　腰背門

【腰痛】腰者腎主之、腰痛亦為腎病、故入房過度、損其真氣、致腎臟虛弱、則腰部作痛、性多腰支痠弱、隱隱作痛、身體疲倦、腳膝痠軟、此外更有風濕、寒濕、濕熱、內氣瘀血、痰積等之不同、風濕者、腰部重痛、不能轉側、或痛無定處、牽引腿足、或兼寒熱、多由感受風濕之邪而成也、寒濕者其腰如

冷物，緊疼痛，得熱則減，得寒則增，或麻，頭痛身痛等症，多由感受陰寒雨濕之邪而成者也。濕熱者，痛部酸疼沉重，小便赤澀，或兼發熱口渴等症，多由感受濕熱之邪而成者也。閃氣，皆閃挫跌仆勞動損傷，忽然腰部疼痛，不可俯仰。瘀血，言日輕夜重，痛有定處，不能轉側，瘀[illegible]痛部重滯，一陣作痛，或一陣如冰，喜得熱按。凡此種種，皆腰痛之原因也。

環跳、委中、承山。腎虛者則針灸腎俞，以治腎風濕者，加針灸風市、陽陵，以逐風濕寒，或濕熱者加針三

中十七

四百七十一

里陰陵以化濕熱，則針，寒濕則灸，瘀血及痰積者則于痛處針而灸之，以行血滯而化痰積。

（腰痠）

腰痛有風寒濕熱之異，腰爲腎府，腎虛惟有竣補，依照腎虛腰痛條治之。

（脊背強痛）

督脉之經與膀胱之經均貫通脊背，若風寒等邪之侵襲，或經氣凝滯，則脊膂乃作強痛，或打撲損傷，從高墜下，惡血內留，則疼痛不可忍，或不能轉側也。

治療　人中　委中　白環　風府　以宣通督脉膀胱二經之氣，而驅風寒之邪，惡血內留者，加針肝膈二俞以行血瘀。

背痛　背部屬太陽經、如風寒濕等邪、襲入、太陽、或經氣滯、則背部作痛、經云、背者胸中之府、肺中有邪、則背部亦能作痛、若背部一片作冷而痛、此多由痰飲內伏、或寒邪凝積也、

治療　大杼　膏肓　崑崙　肺俞　風門　人中　以疏太陽之氣、且直達病灶、而通治一切背痛、其有兼見他症者、則加取適當之穴治之、若背部一片冷痛者、更可於痛處針而灸之、則直搗其巢、驅其痰濕、收效益速也、

第四十四節　手足病門

四肢之痛、不外乎腫痛痠麻、不能伸屈行動等、多由風寒濕侵

襲經絡，或痰飲熱入四肢，或血凝氣滯，或努重傷筋，跌仆損傷，或血氣衰虧損，不榮經絡等等，治療之法則視其病處之部位屬手何經而針之灸之。如久年宿患，或痿麻重而疼痛少者宜灸，新病初犯，或疼痛甚劇者宜針，腫而不痛不熱者宜灸，腫而熱痛者宜針，屬虛則灸之，屬實則針之，此治手足各病之大法也。明乎此庶無誤治之弊矣。

（肘臂痛或麻木）　前廉或外廉者，有頭曲池、合谷、陽谿、三里、列缺、外關、後廉內廉者，大陵、內關、尺澤、陽谷、曲澤、肩外俞、肩中俞。

（手不能舉）肩髃 曲池 不能向前或向後 巨骨 肩貞

（肘臂强直不能伸屈）尺澤 曲池 曲澤 手三里、手腕不能伸屈 大陵 陽谿 陽池、

（五指麻木或不能伸屈）合谷透勞宮法 中脘 後谿、

（兩手厥冷）曲池 太淵、

（手臂紅腫）合谷 曲池 手三里 中渚 尺澤 肩髎 腫者、加針肩髃

（手掌腫痛）勞宮 曲澤、

（腿痛）環跳 風市 居髎 如紅腫而痛者、加針委中 血海、

（腿膝無力）風市 陰市 絶骨 條口 足三里、

針灸

(膝痛) 陽陵泉 內外犢鼻 膝關 鶴頂 如紅腫而痛者、加針委中 行間、

(腳胻痛) 陽陵 絕骨 條口 三里 三陰交 陰陵

(腳轉筋) 然谷 承山 金門 絕骨 陽陵、

(足不能步或不能伸屈) 環跳 白環俞 陽陵 絕骨 足三里 曲泉 陽輔、

(足跗腫痛) 解谿 崑崙 太谿 商丘 行間

(足心腫癢或腳跟痛) 湧泉 崑崙 僕參、

(足冷如冰) 腎俞灸 再針屬兌、

一百五十三

種痘

緒論

天花即痘瘡，一名天然痘，我國古代就有此病。晉時肘後備急方名虜瘡，隋時諸病源候論及唐時千金要方，名豌豆瘡，宋時三因極證方論名天花痘瘡，相傳後漢馬援征伐武陵蠻時士兵都生瘡病，故漢代亦見此病。預防之唯一方法就是種痘，茲分述新舊不同之點。

(一)舊法　我國醫書據醫宗金鑑說種痘之法，起於江右，達於京畿。究其起源，為宋真宗時峨嵋有神人出，為丞相王旦之子種痘而愈，其法遂傳于世。其法有取痘粒之漿而種之者，有服痘兒之衣而種之者，有以痘痂屑乾吹入鼻中種之，謂之旱苗者，有以痘痂屑溫納入鼻中種之，謂之水苗。總之，是將天花毒以人工種入小兒體中。故意使他發生天花症狀，比天花稍輕，病愈之後，遇天花流行時，可不再感染。據近代免疫學之解釋，乃以衰化之痘毒種于人身，使引起無危險性之痘瘡，藉此使其身體對于天然痘生一種抵抗力，以為天然痘之預防。前說法人以天花種輕病者之痘漿（痘疱內之漿液）接種于健康之人，即有此作用，是謂自動免疫。但此法之弊害甚大，因痘漿痂旱苗水苗等物質，或直接或問接接繦者有傳染天花之危險以一人之預防轉使病患有傳播全社會之機且此類種痘之小兒其體質强者或可以平安無事但稍弱者則與患天花者同一有殞命之危險尚有將童苗漿且接播種于他兒童者設[illegible][illegible]之兒童有梅毒同時則傳染與被種之兒童其弊害甚大近代已不復採用我國各地有半慈善式之佈種痘局間有使用此土法者亦都改用牛痘漿苗惜不知消毒方法）以上為人痘漿

（二）新法　西曆一七九〇年英醫耶那氏觀察曾經過牛痘之人不罹真性痘瘡遂發見現今通行之牛痘接種法氏之研究

未完

[illegible]

氏于一七九六年五月十四將一擠乳婦兩手所染痘漿之膿漿，接種于一兒童之身該兒即由此不復感染痘瘡。因知種痘為預防天然痘取效之方法且接種之後僅限于局部發生痘瘡並不染及他處而能遺留四年至十年之免疫也立即傳播全歐、在一八〇五年。其法傳入我國（即嘉慶十年英商多林文氏帶了痘苗由小呂宋到澳門並將此法傳與南海。邱浩川阮元。古詩贈邱元「若把此丹傳省。稍將兒壽補又年」日本則于一八三九年方由荷蘭人傳入德國在一八七四年。宣佈強迫種痘條例。近代各國莫不奉行種痘天然痘之發生可望自漸稀少。吾國于民國廿六。

國民政府成立衛生部後即頒布種痘條例亦施行强迫種痘軍隊中亦由軍政部發給牛痘苗限每年春秋二季勵行强迫種痘尤以新入伍者必須種痘由中國旅行各國之華人由上海乘輪時亦須預行種痘並持種痘証方可登輪

牛痘者係痘毒經過牛身而產生之痘瘡內所含毒質已衰化（蓋痘瘡病原體通過動物體如牛家兔則減其毒性）瘡作藍色。而中間深陷生于牛之乳頭部分故擠乳兩手恆被傳染但以後即不感染天然痘

應用此作用以前所述牛痘漿接種于人之皮膚則僅于局部起

反應。而對于天然痘瘡能獲得免疫性。現普通所使用者為由犢牛身上採取動物性之痘漿。故近日決無由人直接種于人之事。而專用以天然痘漿接種于犢牛所得之痘漿焉。所謂牛痘漿牛痘苗之製法。將犢牛皮剃開。以牛痘漿塗擦于創上。以生後二月至六月之犢牛為最宜（腹部須剃淨之）約五六平方時。經四日後有時至七日於痘瘡為未成熟之前。經處已生痘疱。乃將痘疱全部刮取以定量之甘油混和之後。細磨碎。用遠心器除去其沈澱物。摻以〇·六一〇八％石炭酸。貯于冰室中保存備用。至二月內有效。陳舊者即不能收用矣。

種牛痘之原理　人類軀體罹病原微生物侵入仍能抵抗而不發病謂之免疫凡發生天花者以後永不發生即此人對天花已有免疫性因病而得故可謂病後免疫天花為烈性傳染病其病毒傳染力甚強概由外界侵入人體但病愈以後可終身不再傳染此理乃病毒侵入人體後人體細胞中產生抵抗此病毒之物質如再逢此病毒侵入此物質即與之中和或消滅之此物質必抗體吾人從未發過天花則身體上缺少抵抗天花之抗體故須種牛痘種牛痘後則人身中發生天花牛痘之抗體且同時于一定時間內可抗天花且牛痘病狀甚輕經時且短不妨人體健康且

非經接種不致傳染他人在人類社會上決無流行牛痘之情形所以可應用種牛痘以防天花之發生其益盼勝以上所述各種舊法種痘多多也

接種牛痘之方法

(一)選苗　選擇牛痘苗可得種痘佳良之結果預防天花之力量亦大牛痘苗我國從前無出品大都購自外國最近北平中央防疫處所製牛痘苗已有十六年歷史大可使用餘如上海市政府衛生試驗所蘇州中華傳染病醫院北平麗敦微生物研究所俱有出品牛痘苗有效期間最長六月即自廠家製造日期計算

痘苗皆貼有簽條載明年月不可受光熱購入後藏於冰箱備用

最近內政部令飭各省索查禁麒麟三角中西福壽四牌牛痘苗

乃因此等苗經化驗認為失效之品

(二)種痘術式　于上膊外側上段之皮膚(三頭膊肌)用浸酒精或依的兒或擦醚油之棉花拭淨置痘苗於漿盤上攪勻用種痘針(即痘苗刀)沾取少許同時緊張局部之皮膚于該施行淺十字切(以不出血為度若有血暈但須切開真皮)長一分或單線狀長長約三分每顆之間隔二—三仙米上臂裸露十—十五分時使痘漿乾燥乃護以火綿酒並以脫脂布及繃帶綳紮之或不用火綿及

細帶亦可第一期種痘于右上膊種三四顆第二期種痘于左上膊種六顆第一期種痘最當之年齡為生後一一十二日流行時宜速即接種否則當選小兒健康之時禁忌症為急性傳染病結核或梅毒之重症惡液質廣汎性濕疹各種皮膚之瘡等

附記種痘之人體部位如為女子有於乳房下或上腿部分者至種痘之手術或有取切種法為皮蓋皮有壓刺種法有乱切法皮内接種法為ノ二如取叫法射皮内七日後現紅腫硬患濕疹之小兒可行以得天花免疫性各種初種後可保五年至七年之免疫過此年限必須再種一次大約種三次可保終身

但有例外種痘者亦可發生天花但症狀較未接種時為輕

種牛痘用具如刀或針大縫衣針亦可用須先煮沸或燒灼以消毒待冷卻後方可應用

折苗須管須先以酒精棉花拭淨管外俟乾折去一端須多去管頭防燒針時此苗之端以受熱而失效也

種痘醫師手須消毒

種痘之五常經過

分為四期

第一潛伏期 種痘後三四日間除外傷性反應外全無症狀

第二小水泡發生期　接種部輕度發赤然後從皮膚而隆起而成丘疹逐日增大至五六日丘疹中心部褪色同時周圍繞以紅暈第七日以後形成小水泡丘疹之內容為透明之淋巴液所化瘡漿其中心部則與皮膚切割部一致作臍狀

第三大紅暈發生期　種痘第九日其狹窄之小紅暈擴張為大紅暈二三日間增大之後驟然褪色其間小水泡變為膿泡同時體溫或有達至三十九度以上者小兒多不安靜妨礙哺乳不睡眠但無性命之憂不必治療

第四退行期　膿泡變為褐色痂皮二三週後剝離而遺瘢痕

附記　醫師於接種後一星期至十日當檢視小兒以酒精棉拭痘疱及其周圍復以消毒沙布繃帶之初種能証明三個以上之膿疱則認為善感之象否則須重為接種倘三次連續接種均不見反應可認為已有天然痘之抵抗力也

種痘之異常經過

種痘反應之強弱其一定度關係於一痘漿之毒力二年歲（小兒愈幼反應愈弱年長兒之初種者反應強）三體質在貧血或惡液質之小兒其血疹發育慢紅暈亦遲熱度亦弱所謂惡液質反應

夏季較冬季速春較秋速

一百六十

[illegible][illegible]　二百六十

種痘發診、有于種痘後發生小劃痘或皮膚在顏面軀幹或四肢之伸展側有麻疹狀發疹于第八—十二日見之似血清之紅診作癢或蛋白尿甚至發生腦炎而死多由幼年未行種痘年長求始種痘方有此症但甚罕見

由種痘而發生之損害　廣汎性種痘為手指沾染接種部附着之痘漿而攪破其他之體部因之眼顏面陰門各部分發生上膊同樣之痘疱者

全身種痘　種痘後十日—十二日全身發生膿疱殆病原體傳入血液而蔓延者

周體泡疹、約經二三次潰落、或含濃汁之手、潰後破壞、瘡消生膿液、潰瘍者約在第八日有發生、後期再青或化膿性淋巴線炎者、以上各種反應局部以醋酸鉛水之冷罨、潰瘍則以紗布貼蓋之

醫治真性霍亂針藥並治法

霍亂（又名癟螺痧、因指肚螺紋下陷、如久浸冷水之態、故名之、西名虎列拉）有真假之分、假性者初亦吐瀉並作、與真性霍亂相同、此即急性腸胃炎也、惟指肚螺紋不癟、腿肚不轉、眼珠不上向、頭與手足無青色、若驗糞則真霍亂有弧狀細菌、假者無之、真霍亂之急性者、瀉腹一二次、即現以上病狀、蓋因瀉去血清、血因之

變遷吸其組織內淋巴腺之淋巴所致、俗醫不明病理只以陰陽分之且以陽症霍亂不可服乾薑如服之即死因此延誤病機、以致於斃者比比皆是霍亂之名始於內經云（土鬱之發）民病嘔吐霍亂又傷寒論云嘔吐而利名曰霍亂、其方藥惟四逆陽有效、（方悉從）而俗醫多不講古學於德學科什氏所發明之弧狀細菌尤不知獨持宋太平和劑局方之霍亂用霍香正氣散等方服之其不死幾希矣惟傳染病有因病菌而生者、而中藥不專注殺菌亦能治愈之何也、蓋因湯液入身能令白血球與抗毒素增其生活之力有治驗可証雖西醫不能加以否認入秋以來膠東一

帶、虎疫流行、到處披猖七月下旬余自芝罘回牟平村中霍亂已
起且死四人、隣村死一人、乃速行醫治、迄今已一百餘人、惟死二人
所治愈者多有已至聲啞瀕死者、余治之法先服哥羅顛成人服
十五至三十量滴、只服一次即行針法若初覺而病輕者即愈重
者針後繼服四逆湯、若指肚已癟四逆湯一日可服兩劑回生之
先兆指肚陷者漸起、腿肚不轉、惟頭與手足青色、須至三五日方
能復原、由此多患胸部煩悶而燒、或心痛者、（心痛針巨闕上脘中
脘三穴見後針法條）至七八日漸退而愈、愈後忌硬食豬[illegible]、不潔、
來號、十餘起之多、據余治急性之重者、被其傳染二次、皆向醫治

病起始腹脹腸鳴而痛，旋又腿肚抽筋，弱而不轉，為形雖顯二十五量滿，即行針術，腹內痛立時安穩，惟腿肚抽筋至十大小時而愈，茲將經驗之效法列左

（針法）先用鋒針（即三稜針）刺大椎穴（在脊骨上部第一椎骨，即項後下部隆起之骨上際）再刺陶道穴（在第一椎骨下，與第二椎骨上端之間）再刺印堂穴（在兩眉中）再刺攢竹穴（一名太陽穴，在目外眥角外五分，以手按之陷凹之地。左右各一刺）重者刺百會穴（由前髮際上量五寸，量此穴之法，用綫一條，由前髮際量至後髮際，共作一尺二寸）再刺手拇指少商穴，食指商陽穴，二穴在

指內側去爪甲角二分）再刺足大指隱白穴（在趾內側去肉爪角二分）再刺第二指厲兌穴（在趾端爪甲外二分）再刺第四趾竅陰穴、足小趾至陰穴（二穴在趾外側去肉爪甲二分）以上手足皆刺入一分、出血二三滴、百會印堂太陽四穴皆刺入二分、各出血七八滴、大椎陶道二穴刺入三分、出血一二十滴、此二穴為脊髓神經最要之區、霍亂症用針法為第一緊要之處、嘔吐腹痛轉筋皆用毫針（即氣針非出血針）嘔吐先刺太谿穴（在足內踝後際五分、以手按之陷凹內有動脈處即是）再刺中脘穴（由臍中上量四寸即是、此穴屬任脈、即腹中臍上腹共七穴之一、用線一條、由臍中上量至岐骨下際，將綫折作八寸。腹痛或心痛，先刺巨闕穴（由臍中上量六寸），再刺上脘穴（由臍中上量五寸），再刺中脘穴、下脘穴（由臍中上量四寸即中脘穴，上量二寸即下脘穴）。腿肚轉筋，先刺陰陵泉穴（由膝至脛骨前下際至中綫往內側橫平量至四寸，當膝內側大筋之上。將膝屈之，在橫紋端上寸許，以指捫之陷凹中即是）。（四肢之寸，以患者中指彎如弓形，由中節前紋端度至中節後紋端為一寸）再刺承山穴（在腓腸，俗名腿肚之正中線，當腿肚下委陷凹之際）。自嘔吐以下之穴，皆用毫針刺入三至四分。不明針術者，皆可依法刺之。若無三稜針，即用銀簪或毫針三枚（針粗不可太細）無毫針即用縫衣之針、惟針眼須帶線、恐失手盡入肉內、病家放眼刺之決無防礙、要知所謂針眼并非組織內有天然之針眼、即差一二分亦能愈病、然而不可離之太遠、俗醫針霍亂第一手先用繩帶緊扎於大臂膊（令臂彎）靜脈現露、用未消毒之三棱針（古人以針入口溫之、近出版之針書、亦從其說、最易傳毒、實認大誤）刺入半寸或寸許、以令血出如射謂放血、多而能愈病、殊不知放血不在多寡、在乎緊要之穴、能使血液流通、則白血球與抗毒素因此增加生活之力、亦有謂霍亂而轉羊毛痧者、以大針挑起皮下之結締組織謂之羊毛、用刀割斷、無知妄為、殊屬可恨。

針灸　　一百六十四

鍼術

一百六十四

（手術）先將鋒針毫針入煮沸消毒器、若無即入潔淨之小鍋內沸沸水煮之、消其毒氣、若病急不待、即用藥棉蘸火酒拭之亦可、醫士潔其手須帶護口罩、先以藥棉蘸火酒拭所針之穴、所用鋒針毫針皆以藥棉消毒並揉按眉間印堂太陽三穴、皆用左手拇食二指將肉攝起刺之、惟百會大椎陶道三穴、胖人不易攝起、出血之法以兩手拇食二指對擠其針眼一擠一鬆、血出如豆、放手即止、以藥棉拭其血、若刺處擠至數滴不出、欲再出之、即離眼一二分再刺一次、敍擠之、毫針入穴、以右手持針左右轉之至數分、或十數分鐘、卽緩緩出針、以藥棉揉按穴上、行針[illegible]補瀉男左、

女右等說總之、鋒針出血爲瀉、毫針通達氣血爲補、醫術重在實驗、不可向壁虛造、或人云亦云、以欺世人、

(醫方)生烏頭八分至一錢半、乾薑二錢至四錢、甘草四錢、腹痛加丁香一錢至二錢、小便不和加豬苓四錢、澤瀉三錢、按四逆湯係用生附子、本方因無生附子、故改用生烏頭(烏頭即附子之母)須知生烏頭與附子係澱粉質、今川產者皆煮熟、其質以變色褐而粘、彩如蔗熟、甘藷係糖化酵素作用、及至藥房復用水浸、必達至咀嚼無味、切成薄片、美名曰淡附片、章太炎先生云、川東夔府瀕西辰沅一帶、三伏日即以生附子豬肉合煮飲之、以防霍亂、

北方山東河北之民、常啖生蒜、無霍亂病、此皆健胃强心之效也、大論四逆湯、通脈四逆湯、并用生附子、市肆所行之淡附片、則殊無纖毫之效也、實爲怨論、惟生烏頭、藥房雖有、竟有不敢售者、須告之再方内之丁香、須用原質、其色褐、當之味極辛麻香、擠之見油質、而藥肆市售者、多爲取油之糟粕、俗醫即以此治病、取油之物、其色黑、而蕊中圓球之蕾、已被取油時壓去、僅留四蕊之萼、擠之無油、嗅之無香、嘗之無味、入藥無功、藥房無原質者、改用丁香油二至五量滴、若無不加亦可

完

一 灸法之起原

灸法之起源，殊不可考，在文字上之可稽考，厥為內經異法方宜論曰，北方者，天地所閉藏之域也，其地高陵居，風寒凛冽，其民樂野處而乳食，藏寒生滿病，其治宜艾焫，艾焫，即灸法，按內經之文，灸之發源，當在北方，究其發明之時期，則不可得矣。以推想之目光測之，當在鍼術之前，發明取火之後，與砭石之應用，或在同時，何以言之，石器時代，民宥穴居野處，病多創傷風雨為侵，病多筋攣痺痛，則宜灸焫，蓋得溫則舒，得熱則和也，當其發明砭石灸焫之法，殆宥出於自然，人為最靈之動物，有天然之自

丹六波　　百六十八

術自治本能，如身體有痠麻疼痛，自然以手按壓，或取石片以杵擊，或就火熱以薰灼，或置燃燒物於皮膚，為種種之嘗試，求病痛之免除，或在無意識之中，獲得療治之發見。其中有不少天才者，積甚多之經驗，知何種病苦宜砭石杵擊，且知何部為良，何種疾患宜用火熱薰灼，施何處為愈，流傳而下，於是成為砭石之法、灸焫之方，及有文字，乃記之為文，載之於簡，傳之數千百年而至今，成為重要之學科。

二　術之定義

何謂灸術，曰以特製之艾，在身體表皮一定之部位，所謂一定經火點上燃燒之，發生艾將有之氣味與溫熱之刺戟，調整生活機能之變調，且增進身體之抵抗力，而與疾病之療，及疾病之預防之一種醫術也。

三 施灸之材原

灸所用艾，以其性溫而降，能通經絡，治百病也。然則古人早知艾之功用，始以之作灸炷耶？曰：是又不然。艾蒿處處皆有，可為燃料，引火最易，且氣味芬芳，聞之可清心醒腦，古人取火不易，[illegible]以之為火種，因芬芳而易燃，於是用之灸炷，試之久而驗之效，乃成為灸治之要品。從之學者，乃就其功效而推測其性狀，如上[illegible]也。

就學者之推測與研究艾屬菊科植物為多年生草我國全部皆產生春日生苗高二三尺葉形似菊表面深綠色背面為灰白色有纖毛葉與莖中有數個之細胞具有油腺發特有之香氣夏秋之候於梢上開淡褐色花為筒狀花冠作小頭狀花序排列微有氣息但不入藥用入藥或作灸炷者乃為艾葉每於舊曆五月中採而用之

關於艾之性能唐甄權藥性本草謂止崩血腸痔血止腹痛安胎明繆希雍本草經疏謂味苦微溫熟則大熱可升可降其氣芳烈純陽之草也故無毒入足太陰厥陰少陰三經燒則熱氣內

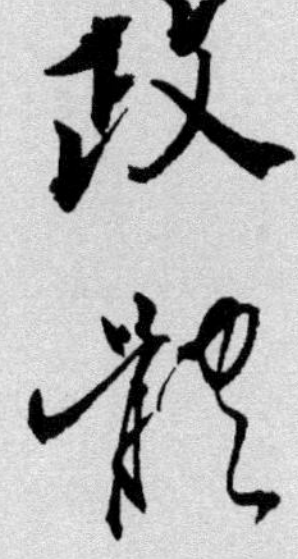

芙蓉

甘

莆田國醫專科学校講義

外　科
花柳科

（合訂本）

民國卅四年五月重订

《外科》引言

《外科》为莆田国医专科学校教材之一，编者不详，有残缺，版心题“外科”。书前为张禹廷所撰绪言，简单介绍了外科的分科形成，中医外科的发展起源等。教材内容包括总论、外科病理、脉候、一般治疗法、辨脓法、生肌收口法等。原稿第 28 ～ 44 页为第一章炎症，论述了炎症的定义、原因、症候、诊断、种类、转归、疗法等内容。原稿第 44 页后页码错乱，接第 37 页论述外科的治疗方法及外科临床用方，原稿第 40 ～ 67 页为第三章创伤及其疗法、第四章肿疡论、第五章溃疡、第六章分论痈部等内容。原稿第 67 页后内容缺失。

緒言

張禹廷

凡人之身體無論貧富貴賤男女老幼莫不有外來之侵襲內發之素因而致感疾者也夫疾之預防已病之治療於是有所謂醫學出焉醫學之初步固無所謂科目專門普遍也其後愈究愈精一人知識有限學普汎之醫而習之恐有不遑照看病人遂分為內外兩科內科之中包消化呼吸循環諸臟症暨傳染病之內因疾而精神病人小兒婦人諸科亦

外科

一二

無六範圍凡外敷藥及內服藥之可以治愈毋須乎手術者均屬之外科之中國人體所在之部位而異其名稱如頭部頸部上肢下肢諸部瘡傷之內因外成而發者是也然眼科皮膚花柳產科諸科亦在其範圍此外敷藥之可以奏效而內服藥為之輔以者均屬之近世醫學之研究日益精進分業愈多於從途繁吾國古稱之外科亦稱瘍科其義較狹志近所稱之外科則包括外科病候學外科手術學而言其義較廣所以其能得享盛名而震爍寰宇

者。实为进步之迅速。方之西洋。中医外科之范围狭
小。实为未进步之故。中国医学自唐宋以后。即侈谈
阴阳五行。金元尤甚。明清因之。学者惟空谈之高
搁实验而不讲。不能失去医学之本来面目。并将神
农本草实验之精神。一扫而空。殊可痛矣。中医书中
如金鉴外科。清高宗御纂医宗金鉴内有外科一部。虽博采众说。蔚为大观。
然亦无进步。视之数百年前之外科准绳也。明王肯堂著有外科准绳。
继外科以顾世澄之疡医收杂说。清顾世澄著有疡医大全 以陈实功之抱
云一也
残守阙。明陈实功著有外科正宗 外科盛称一时。尚不能一

十

二

外科

屋布衣王洪緒之實事求是。

清王德維字洪緒著外科正

全生集論證治法均極簡當

仍更無足論。即此無進步之可言。實為中醫之致命傷

與外科學所以遜於泰西也

現在泰西醫學之進步。凡從前認為內科病。如胃生

毒瘍。肝癰膽囊腸炎子宮癌。以及卵巢腎臟等疾患

均以手術割去之者。悉屬於外科範圍內。故外科愈

精進。則內之範圍愈狹小。當手術學未發達時之

以症候學為治療之標準者。則外科學之價值不及

內科。自近今手術學日益進步。內科學之範圍。漸為

外科学既攘奪。故其僅值實占医学各科中之首位。而泰西医学。特以炫耀于西人者。正以此。中医外科。素乏研究。我辈一得之長者。今试举其梗概。癰疽初起。有内消之法。生膿遲緩。有内托之方。肺胃肝腸皆癰。均有相當内服驗方。而解免除穿胸剖腹割腸剪除筋骨之危險。至他如花柳皮膚性病之屬于外科範圍内者。均有相當之治法。並特效之驗方。惜其未進步之故。故相形見拙耳。現在吾國医学。正在研究之初步。我求其精進發展。以得相當之研究。乃為美備。因

下午

可以採彼之新好。補我之缺陷。取彼之所長。補我之不及。未必遜於泰西。而況更有進步。故本科之擬編講義。即採取泰西外科之學術。作一借鏡。為改造中醫之準繩。去中醫外科之空談。存中國外科之實驗。以納入科學之軌道。並於外科用藥。將來研究化學者日衆。更能調查新出之良淨。化驗國產藥物。分析其成分。選擇其實效。尤非外人所能及。則中國醫藥可甲於環球之上矣。

另示

三

第一章　總論

中國外科學。在昔僅以癰疽為主症。代如一切皮膚病。均屬于外科範圍內。因中医只於外科症候學。不解外科手術學。故手術迄無進步。祇癬癰疽等。及一切皮膚為外科也。皮膚之不易分科。即以此故。花柳病在古代民氣敦樸時。尚告此症。近世近古始有之。至金鑑外科。及外科正宗等書。始記載之。降及近世。始於花柳病另出門研究之必要。乃有專書記載。得分為章

卜十

各種　　　　　　　　　　　　　　　正

種一科。在西医亦稱之外科。其為廣大。皆在醫学萌芽時代。舉凡一般体外之疾病。以由藥療及器械的方法。而達治愈之目的者。概屬之于外科範圍之内。果而中国外科内。近代外科学日見昌明。外科学之研究。日益精進。尤体腔以内及各臟氣之疾患。向稱為内科者。今時亦精外科手術。则不能根治。是则外科学之勢力。已駸駸乎侵入内科学之範圍内矣。将来外科学之進步日益速進。则外科学之範圍日益廣。要人之研究外科學者尤不能不研究內科學蓋不如是則不足以觀察病勢之消長而確定手術之方針也中國外科學對於癰疽初起之內消也有汗法有下法有和法將成膿之內托也有補法有敗毒法審症用藥非有兼明內科之學理難收完滿之效果故外科對於病理脈候虛實善惡一般治療必詳釋細辨有外來之損傷及內因之發作未可以一例觀之而單一局部之謂也 其他觸類旁通要在學者之善為體會耳

卜斗

三

第一節　外科病理

凡瘡瘍之患原因雖多不過內外二因證候雖多亦惟陰陽二則知此四者則盡之矣然內有由臟者有由腑者外有在皮膚者有在筋骨者此在淺深之辨也至在其病無非氣血壅滯榮衛稽留之所致其以鬱怒憂思或淫欲丹毒之逆者其逆在肝脾肺腎此出於臟而為內病之最甚者也其以飲食厚味醇酒炙煿之壅者在胃則出於腑而為病之稍次者也又又加以天氣之外襲寒暑之不調侵入經絡傷人榮

衛則凡寒滯之毒其來徐其入深多犯于筋骨之間此表症之深者也風熱之毒其來暴來暴則入淺多犯于皮肉之間此表症之淺者也蓋在臟在骨多陰毒陰毒其甚也在脈在肌膚者多陽毒陽毒其淺也所以凡察瘡瘍當識癰疽之辨癰者熱壅于外陽氣之毒也其腫高其色赤其痛甚其皮薄而澤其膿易化其口易斂其來速其愈亦速此與臟腑無涉故易治而易愈也疽者結陷於內陰毒之氣也其腫不高其痛不甚其色沉黑或如牛領之皮其來不驟其

愈最難成全不知瘡瘍之毒未形而精神先困七惡疊見者此其毒將發而內先敗大危之候也知此陰陽內外則癰疽之概可類推矣然此以外見者言之但癰疽之發原有所在或在經絡或在臟腑無不有陰陽之辨若元氣強則正勝邪正勝邪則毒在腑在腑者便陽毒故易發易收而易治元氣弱則邪勝正則毒在臟在臟者便是陰毒故難起難收而難治此之難易全在虛實實者易而虛者難也速者易而遲者難也所以凡察癰疽者當先察元氣以辨

害也故無論腫瘍潰瘍但覺元氣不足必當先慮其何以收局而不得不預為之地若見病治病只顧目前則鮮不致害也其有元氣本虧而邪氣不能容補者是必敗逆之證其有邪毒熾盛而脈症俱實但當直攻其毒則不得誤補助邪所當詳辨也

第二節　外科兼症之原因

瘡瘍發熱煩躁或出血過多或潰膿大泄或汗多亡陽或下多亡陰以致陰血耗散陽無所依浮散於肌表之間而非火也若發熱無寐盜虛也兼汗不止大虛

外科

也發熱煩燥肉瞤筋惕氣血虛也大渴面赤脈洪大而浮陰虛發熱也肢體微熱煩燥面赤脈沉而微陰盛發燥也李東垣云晝發熱而夜安静是陽氣自旺於陽分也晝安静而夜發熱是陽氣下陷於陰中也如晝夜俱發熱者重陽無陰也當峻補其陰故王太僕云如大寒而甚熱之不熱是無火也當治其心如大熱而甚寒之不寒是無水也熱動復止倏忽往來時動時止是無水也動助其腎故心盛則生熱腎盛則生寒腎虛則寒動於中心虛則熱收於內入熱

不勝寒是無火也寒不勝熱是無火也天寒之不寒責其無水熱之不熱責其無火熱之不久責心之虛虛之不久責腎之弱治者當深味之

癰瘍作渴若焮痛發熱便利調和者上焦熱也腫痛發熱大便秘澁者內臟熱也焮腫痛甚者熱毒蘊結也漫腫微痛者氣血虛壅也或因胃火消爍而津液短少者或因胃氣虛而不能生津液者或因胃氣傷而內亡津液者或腎水乾涸口舌乾燥者或先口乾作渴小便頻數而後患疽或疽愈後作渴飲水或舌黄乾硬小便數而生疽者

外科學

尤要也。苟能逆知其因，預識化源，可免是患。

蓋脾之體曰喜熱惡寒，而嘔者宜溫脾胃。氣脹腸鳴腹痛

滑泄而嘔者，宜托裏溫中。若其寒惡熱而嘔者，宜降火。脈實便

秘而嘔者，宜瀉火。若不詳究其源，而妄攻毒之藥，則脾不勝潰。潰

者不能斂。雖丹溪云：腫瘍時嘔，當作毒氣攻心治之；潰瘍嘔當作陰

虛補之。殊不知此大概言之耳。況今之熱毒之內攻，而嘔十之一二。

脾胃虛寒，或痰氣而嘔者，十居八九。大抵熱毒內攻而嘔者，

必喜涼而脈數；脾胃虛寒，或痰氣而嘔者，必喜溫而脈

弱。故不可不明辨也。又曰：凡癰疽腫赤痛甚，煩燥脈實

而呕者，為有休，當下之。若腫硬不潰，脉實而呕者，乃陽氣上竭，當補之。若呕吐少食者，乃胃氣虛寒，當溫補脾胃。若痛因胃氣虛感寒邪穢氣而呕者，毋任腫瘍，當助胃氣，兼溫中。用攻伐多變症不治。

東垣云：瘡瘍熱毒深固，呕噦心逆，發熱而煩，脉沉而實，腫硬木悶，大便閉結，此毒在臟腑，宜疏通之，故曰：疏通其內以絕其源。又曰：瘡瘍及諸面赤，雖有伏火，不得妄攻其裏。若陽氣拂鬱，邪氣在經，宜發表以去之，故曰：火鬱則發之。瘡瘍大便秘結，無實熱者，作渴飲冷，其脉洪大

九

而有力者屬實火，曰乾飲湯。其脈浮大而無力者屬氣虛者，腸胃氣虛血燥而不通者，宜滋潤之。若痞症屬陽衰，因入房傷腎而不通者，宜用辛溫之藥以回陽，多得有生者。若飲食難，久大便不通而肚腹不脹者，此內火火消爍，切不可通之。若肚腹痞脹而直腸乾涸不通者，宜用豬膽汁導之。若誤引疏利，復傷元氣，則不能收救。經曰：腎開竅於二陰，藏精於腎，津液潤則大便如常。若遺屬有此，因氣血虧損，腸胃乾涸，當大補為善。設或不審虛實而一概疏利者，鮮有不誤。若老弱或産後兩便難者。皆氣血虛也。猪膽汁最效。甚者多用之。惠以養血氣藥助之。萬不可忘行攻伐。

瘡瘍大便泄瀉。或因寒涼尅伐。脾氣虧損。或因脾氣虛弱。食不尅化。或因脾虛下陷。不能升舉。或因命門火衰。不能生土。或因腎經虛弱。不能禁止。或因脾腎虛寒。不能司職。張仲景云。下痢腸鳴。當溫之。脈遲緊。痛未止。當溫之。大孔痛。當溫之。心痛當救裏。精要云。癰疽嘔瀉。腎脈虛者。不治。此發內經之微旨也。凡此實難治之症。如按前法治之。多有可生者。

外科

瘡瘍小便淋漓頻數。或莖中漏者。腎經虧損之惡症也。宜補陰。足脛逆冷者。宜補陽。若小便黃者。宜滋肺腎。若小便短而数者。宜補脾肺。若熱結膀胱而不利者。宜清熱。若脾氣而不能化也。宜滋陰若膀胱陰虛。陽无以生。或膀胱陽虛。陰无以生者。皆當滋其化源。苟專用淡滲。復損真陰。及速其危矣。

第三節 脈候

滑脈必實大相兼。為熱瘍已潰。為虛為邪未退。濃若未潰。宜用内消。膿若已潰。止須托裏。脈数者為熱。洪而

數爲膿結已潰則難安脈數身不熱爲內有癰膿脈數應
發熱而反惡寒者若痛处即此处發癰若脈數不時見
當生惡瘡脈數爲氣不收斂爲虛若膿潰而煩痛脈浮
洪滑麤散則难治因正氣虛而邪實氣實也洪數爲
實爲熱宜宣熱拔毒壯實者可下瘡瘍已潰膿診浮
乾脈則爲脉病相應若洪大而長出於本位長而兼緩
浮胃脉也百病皆愈脈浮爲虛爲風已潰者宜補浮
大以數焮腫在外當先托裏恐邪入內脈牢爲邪盛
爲欲膿弦爲痛爲欲膿弦洪相搏外緊內熱瘡疽

卜丰　　上一

散發也緊脉氣血沉濇痛处即发瘡疽濇則氣濇爲氣滞潰後無妨短則氣病爲元虛諸證難瘳內經云短則氣病以其無胃氣也脉細則裏虛將欲變症脉微則氣虛刀舉自瘥脉遲爲血少爲虛潰後自痊　脉緩百病可愈脉沉爲邪伏已潰爲有餘毒脉沉實發熱煩燥外不焮腫亦痛其邪乃深伏在裏宜先疏通脉不沉不浮內外證宜審其經當和營衛脉伏邪氣益深脉虛則血虛宜托裏和氣養血脉軟則胃弱宜補虛排膿托裏脉弱則血氣兩

虚均宜内托保則熱益于裏已潰难治結則陰盛而邪
氣結已潰不宜促結二者已現難治若至于代則氣血衰
敗元氣大傷諸病見之咸謂不詳結促之脉凡陰衰
則促陽衰則結大抵結促之脉由氣血俱虚而斷續者
居多瘡瘍潰之多宜托裏兼有素稟結促者又當
以有力無力辨其虚實實者可下虚者不可不補
大抵未潰之前脉宜強旺不宜衰弱成膿之際脉宜弦
滑不宜乳濡出膿之後脉宜安靜不宜洪數收斂之
時脉宜和緩不宜緊細否則變可以預測之也

外科　上二

第四節　虛實症

齊氏曰瘡疽之證有臟腑氣血上下真邪虛實不同也不可不辨　如腫起堅硬膿稠者瘡疽之實也腫下軟漫膿稀者瘡疽之虛也大便硬小便澀飲食如故腸滿膨脹胸膈痞悶肢節疼痛口苦咽乾煩燥作渴身熱脈大精神悶塞者悉臟腑之實也瀉痢腸鳴飲食不入嘔吐無時手足厥冷脈弱皮寒小便自利或小便短少大便滑利聲音不振精神困倦悉臟腑之虛也凡瘡疽腫起色赤寒熱疼痛皮膚壯熱膿水

稠粘頭目昏重者氣血之實也凡膿水清稀瘡口不合聚腫不赤不堪熱痛飢寒內冷自汗色黯者氣血之虛也頭痛鼻塞目赤心驚咽喉不利口舌生瘡煩渴飲冷睡語呀呀者上實也精滑不禁大便自利腰脚沉重睡卧不寧下虛也腫焮尤甚痛不可近寒熱往來大便秘澁小便如淋心神煩悶恍惚不寧者邪氣之實也肩背不便四肢沉重目視不正睛不瞭瞭食不知味音嘶色敗四肢浮腫多日不潰者真氣之虛也又曰邪氣勝則實真氣奪則虛又曰諸痛為實諸癢為虛也又曰診其脈洪大而數者實

也細微而散者虛也虛則補之和其氣以托裏也實則瀉之疎利而導其滯也內經曰血實則決之氣虛則掣引之又曰形傷痛氣傷腫先腫而後痛者形傷氣也先痛而後腫者氣傷形也

立齋云腫痛赤燥發熱飲冷便秘作渴脈洪數而實是曰五實即在嚴寒之令必用苦寒之劑瀉其陽以救其陰若脈細皮寒瀉利腸鳴飲食不進嘔吐逆冷是曰五虛即在盛暑亦用辛熱之劑散其陰以回其陽內經云用寒遠寒用熱遠熱有假者反之雖違其時亦從其

瘡疾之謂也

第五節　善惡症

癰疽瘡毒五善七惡不可不辨凡飲食如常動息自寧一善也便利調匀或微見乾澁二善也膿潰腫消水漿不臭内外相應三善也神彩精明語聲清亮肌肉好惡分明四善也體氣和平病藥相應五善也七惡者煩燥時嗽腹痛渴甚眼角向鼻瀉痢無度小便如淋一惡也氣息綿綿脈病相反膿血既泄腫焮尤甚膿色臭敗痛不可近二惡也目視不正黑睛緊

卜書大　　十四

少白睛青赤，瞳子上視，睛明內陷，三惡也。喘粗氣短，恍惚嗜臥，面青唇黑，便污未潰，肉黑而陷，四惡也。肩背不便，四肢沉重，已潰青色，筋腐骨黑，五惡也。不能下食，服藥而嘔，食不知味，發呃嘔吐，氣噎痞寒身冷，自汗耳聾，驚悸，語言顛倒，六惡也。聲嘶色敗，唇鼻青赤，面目四肢浮腫，七惡也。五善者病在腑，在腑者輕；七惡者病在臟，在臟者危也。

大抵發背、腦疽、脫疽，腫痛色赤者，乃水衰火旺之色，多可治；若黑若紫，則火極似水之象，乃其腎水已竭精氣枯涸也，決不治。又骨髓不粘，臟腑不敗者，可治。若老弱患此，瘡頭不起，或腫硬色紫，硬如牛領之皮，脈更澀，此精氣已絕矣，不可治，或不待潰而死。有潰後氣血不能培養者，亦死。

第六節　一般治療法

瘡瘍之治，有宜瀉者，有宜補者，有宜發散者，有宜調和解毒者，因症用藥，各有所主。經曰：形氣有餘，病氣有餘，當瀉不當補；形氣不足，病氣不足，當補不當瀉。此其大綱也。故凡醫病之法，若其脈見實實發散而

外科　　十五

焮腫痛甚煩熱痞結内外壅著方是大實之症此其
毒在臓腑非用硝黄猛峻等劑蕩而逐之則毒終不
解故不得不下然非有真實真滞者不可下此下之
不可輕用也其有脉見微細血氣素弱或腫而不潰
潰而不斂或飲食不加精神疲倦或嘔吐泄瀉手足
常冷膿水清稀是皆大虚之候此當全用温補固無
疑矣然不獨此也即凡見脉無洪數外無煩熱内無
壅滞而毒可虞者此雖非大虚之症然察其但無實
邪便當托裏養榮預顧元氣何也蓋恐困苦日久或

膿潰之後不補而自虛矣及其危敗臨期豈能及哉故丹溪云癰疽因積毒在臟腑宜先助胃壯氣以固其本失此則氣血凝結者自散膿瘀已成者自潰肌肉欲死者自生肌肉死者自腐肌肉已潰者自斂若獨攻其瘡則脾胃一虛七惡蜂起其不死者幸矣即此謂也其有脈見緊數發熱增寒或頭痛身痛或四肢拘急無汗是不四時之氣不正外閉毛皮風熱壅盛而爲癰腫此表邪之宜散者也如無表症則不宜忘用發散以致亡陽損衛故仲景曰瘡家不可汗

卜升

卜六

此之謂也其有營衛失調氣血留滯而偶生癰腫但元氣無損飲食如常脈無凶候證無七惡此其在腑不在臟在表不在裏有熱者清其熱有毒者解其毒有滯者行其氣所當調營和衛而從平治者也大都瘡瘍一症得陽症而病氣形氣俱有餘者輕得陰症而病氣形氣俱不足者重若正氣不足而邪氣有餘補之不可攻之又不可者危若毒雖盡去而脾胃已敗氣血難復者總皆不治之症故臨症者當詳察虛實審邪正辨表裏明權衡倘舉措略乖必遺人大害

斯任非輕不可苟且也

立齋曰按前症若熱毒蘊于內大便秘結元氣無虧者宜用大黃等藥泄其熱毒若陰虛陽湊精虛氣怯脾胃虛弱者宜用甘溫之劑培其本源若瘡不焮腫不作膿者雖未潰仍須溫補若瘡已潰而腫不退痛不止者宜清涼之劑治之

凡癰疽陰盛陽衰者但見體虛脈弱陽氣虛寒等症則凡苦寒之劑非惟潰瘍不可用即腫瘍亦不可用也又若濕邪凝結之毒非用溫熱之劑何以運行而

陳氏謂腫瘍不可用熱藥恐不可以概言也

第七節　腫瘍治療法

腫瘍古方忌補宜下者有云甚者用大黃者昧其為說若畏而亦以症不同耳蓋忌補忌邪之實也畏攻者畏氣之虛也即如腫瘍多實潰瘍多虛昧其常也然腫瘍亦多不足則有宜補不宜瀉者潰瘍亦或有餘則有宜瀉不宜補者昧其要也或宜補或宜瀉總在虛實二字然虛實二字最多疑似貴有定見如火盛者宜清氣滯者行既然且壅宜下無滯無壅則不

宜妄用攻下此用攻之宜禁者也至若用補之宜俱察此二者凡氣道壅滯者不宜補火邪熾盛者不宜溫補若氣道無滯火邪不盛或飲食二便清利如常而患有危險可畏者或雖未見虛症然腫瘍未潰亦宜即從補托蓋恐困苦日久無損自虛若能預固元氣則毒必易化膿必易潰口必易斂即大羸大潰尤可望生若必傳虛症疊出或自潰不能收斂而後勉力支持則輕者必重重者必危能無晚乎此腫瘍之有不足也所係非細不可不察

第八節 潰瘍治療法

文齊曰膿熟不潰者陽氣虛也宜補之瘀肉不腐者宜大補陽氣更以桑木灸之膿清或不歛者氣血俱虛宜大補之膿厚食少無睡或發熱者虛也宜補之倦怠懶言食少不睡者虛也宜補之寒氣襲於瘡口不能歛口或陷下不歛者溫補之脉大無力或微濇者氣血俱虛也峻補之出血或膿多煩躁不眠者乃亡陽也急補之凡潰膿而清或瘡口不合或聚腫不赤肌寒肉冷自汗色脫者皆氣血虛也非補不可凡

膿去多瘡口難合尤當補益務使氣血平復否則更患他症必難治療也又曰大抵膿血大泄當大補氣血為先雖有他症以末治之凡癰疽大潰發熱惡寒皆屬氣血虛甚若左手脈不足者補血藥當多於補氣藥右手脈不足者補氣藥當多於補血藥切不可發表蓋癰疽全藉氣血為主若患而不起潰而不腐或不收斂及膿少或清皆氣血虛而不能禁止也常見氣血充實之人患瘡者必腫高色赤易潰而膿且稠又易于收斂怯弱之人多不起發不腐不潰又

外科

難於收斂若不審察而妄投攻劑虛虛之禍不免矣至愈後更當調養若瘰癧流注之屬尤當補益也否則更患他症必難措治慎之又曰潰瘍若屬氣血俱虛固所當補若患腫瘍而氣血虛弱尤當預補否則雖潰而不斂矣又凡大病之後氣血未復多致再發若不調補必變他症而危或誤以瘡毒復發反行攻伐則速其不起深為可戒也又曰瘡瘍焮腫痛甚煩燥脈大則辛熱之劑不但腫瘍不可用即潰瘍亦不可用也

潰瘍有餘之症其辨有四蓋一以元氣本強火邪本盛雖膿潰之後而內熱猶未盡除或大便堅實而能食脈滑者此形氣病氣俱有餘仍宜清利不宜溫補火退自愈亦善症也一以真陰內虧水不能制火膿既泄而熱反甚脈反躁者欲清之則正氣已虛欲補之則邪氣愈甚此正不勝邪窮敗之症不可治也一以毒深而潰淺者其肌膝之膿已潰而根盤之毒未動者乃假頭非真潰也不得遽認為潰瘍而概施補托若誤用之則反增其害當詳辨也又有元氣已虛

極似宜補，然其寔瘀滯濁肌肉堅凝色黑而氣道多壅者，略施培補，反加滯悶，若以辨者真虛，既不可補，假實又不可攻，最難調理，極易招怨，是亦不治之症也。說之潰瘍有餘者十之一二，腫瘍不足者十常四五。潰瘍宜清者少，腫瘍宜補者多，此亦以癰疽危險有關生死為言，當防其未然也。至若經絡浮淺之毒，不過腫則必潰，潰則必收，又何必倦倦以補瀉為哉。

第九節　汗下法

仲景治傷寒，有汗吐下三法，東垣論瘡瘍，有疏通托裏和榮衛生法用之得宜厥疾瘳矣假如瘡瘍腫硬木悶煩熱便秘脈沉而實其邪在内當先疏其内以下之焮腫作痛便利調和脈浮而洪其邪在表當先托其裏以汗之元戎云榮衛充滿抑遏而爲癰者當泄之以奪盛熱之氣榮衛虛弱壅滯而爲癰者當補之以接虛怯之氣又東垣云瘡瘍雖面赤伏熱不得攻裏裏虛則下利仲景云瘡家雖身疼體痛不可發汗汗之則發痓苟不詳審妄爲汗下以致氣血虧損毒反延陷少壯者難以消散老弱者多致不救

外科學　二十一

張景岳云瘡瘍之屬在表邪者惟時毒斑疹及頭面頸項上焦之症多有之察其果有外邪而脈見緊數症有寒熱者方宜表散然散之之法又必辨其陰陽盛衰故或宜溫散或宜涼散或宜平散或宜兼補而散或宜解毒而散此散中自有權宜也又如裏症用下之法毒盛勢劇者大下之滯毒稍輕者微下之榮虛便結而毒不解者養血滋陰而下之中氣不足而便結壅滯者潤導而出之凡此皆通下之法但宜酌緩急輕重而用得其當耳故必察其毒果有餘及元

氣壯實下之必無害者方可用下否則不但耳聾且泄瀉將來難結之患是以表症不真者不可汗汗之則亡陽裏症不實者不可下下之則亡陰亡陰亦亦亡陽亦死醫固可以孟浪乎

第十節　消托法

癰疽之證發無定處欲內消於初起之時惟在行氣活血解毒消腫而已立齋云瘡瘍之證當察經之傳受病之表裏人之虛實而攻之假如腫痛熱渴大便秘結者邪在內也疏通之腫焮作痛寒熱頭痛者邪

外科

在表也發散之焮腫痛甚者邪在經絡也和解之微腫微痛而不作膿者氣血虛也補托之漫腫不痛或不作膿或膿成不壞者氣血虛甚也峻補之色黯而微腫痛或膿成不出或腐肉不潰者陽氣虛寒也溫補之若泥其末瀉而概用敗毒重損脾胃不惟腫者不能成膿而潰者亦難收斂七惡蜂起多致不治丹溪云腫瘍內外皆壅宜以托表裏散為主如用大黃寧無孟浪之非潰瘍內外皆虛宜以托裏補接為主如用遠散未免虛虛之失治者審之

第十一　辨膿法

立齋云。瘡瘍之症毒氣已成者宜用托裏以速其膿膿成者當驗其生熟深淺而針之若腫高而軟者發於血脈腫下而堅者發於筋骨皮肉之色不變者發於骨髓小按便痛者膿淺也大按方痛者膿深也按而不復起者膿未成也按而復起者膿已成也膿生而用針氣血既泄膿反難成若膿熟而不針腐潰益深瘡口難斂若瘡深而針淺內膿不出外血反泄若瘡淺而針深內膿雖出良肉受傷若元氣虛弱必先補而後針其膿膿出諸症自退若膿出而反痛或煩躁嘔逆皆由胃氣虧損宜急補之又曰膿成之時血氣壯實者或能自出怯弱者不行針刺鮮有不誤凡瘡瘍透膜十無一生雖以大補之補之藥治之亦不能生然可為待膿自出之戒也

第十二　去腐法

立齋曰夫腐肉也凡癰疽瘡腫潰後若有腐肉凝滯者必取之迺推陳致新之意若壯者筋骨強盛氣血充溢真能勝邪或自出或自手不能為害若年高怯

弱之人血液少肌肉澁不迎而奪之順而取之自謂定禍亂以致太平設或留而不去則有爛筋腐骨之患予嘗見腐肉既去雖少壯者不補其氣血尚不能收斂若怯弱者不去惡肉不補氣血未見其生也古人云壞肉惡於狼虎毒於蜂蠆緩去之則戕賊性命信哉又曰元氣虛弱多服尅伐之劑患處不痛或肉死不潰者急温補脾胃亦有復生者後當纯補脾胃庶能收斂以亦不可忘用刀割若因去肉出血則陽隨因散是速其危矣

外科

上四

第十三節　定痛法

齊氏曰瘡疽之候不同凡寒熱虛實皆能為痛故止痛之法殊非一端也世人皆謂乳沒珍貴之藥可住疼痛而不知臨病制宜自有方法蓋熱毒之痛者以以寒涼之藥折其熱而痛自止也寒邪之痛以溫熱之劑熨其寒則痛自除也因風而痛者除其風因濕而痛者導其濕燥而痛者潤之塞而痛者通之虛而痛者補之實而痛者瀉之因膿鬱而閉者開而惡肉侵蝕者去之陰陽不和者調之經絡閉澁者和之臨

機應變爲上醫不可執方而無權也

第十四節　止血法

瘡瘍出血因五臟之氣虧損虛火動而錯经忘行宜以凉降火爲主有肝热而血忘行者有肝虛而不能臟血者有心虛而不能生血者有脾虛而能攝血者有脾肺氣虛而出血者有氣血俱虛而出血者有陰火動而出血者當求其经審其因而治之凡失血過多見煩热發渴等症勿論其脈急補其氣所謂血脫補氣陽生陰長之理也若發热脈大者不治

第十五節　生肌收口法

陳良甫曰癰疽之毒有淺深故收斂之功有遲速斷不可早用生肌收口之藥恐毒氣未盡後必復發為患非輕若癰久不合其肉白而膿少者氣血俱虛不能潮運而瘡口冷澁也又曰脈得寒則下陷凝滞肌肉故曰留連肉腠是為冷漏須温補之

立齋曰夫肌肉者脾胃之所主收斂者氣血之所使但當纯補脾胃不宜泛敷生肌之劑夫瘡不生肌而色甚赤者血热也色白而無神者氣虛也晡热内热

陰血虛也膿水清稀者氣血虛也食少體倦脾氣虛也煩熱作渴飲食如常胃火也熱渴而小便頻數腎水虛也若腐肉去後新肉微赤四沿白膜者此胃中生氣也但當培補之則不日而斂如忘用生肌之藥餘毒未已而反益甚耳蓋瘡瘍之作由胃氣不調瘡瘍之潰由胃氣腐化瘡瘍之斂由胃氣榮養東垣云胃乃生發之機為人生之本丹溪亦謂治瘡瘍當助胃壯氣使根本堅固誠哉是言也

第十六節　薄貼法

外藥

徐靈胎云今所用膏藥古人謂之薄貼其用大端有二一以治表一以治裏治表者如呼膿去腐止痛生肌并遮風護肉之類其膏宜輕薄而日換此理人所易知治裏者或驅風寒或和氣血或消痰痞或壯筋骨其方甚多藥亦隨病加減其膏宜重厚而久貼此理人所難知何也蓋人之疾病由外以入內其流行於經絡藏腑者必服藥乃能驅之若其病既有定所在于皮膚筋骨之間可按而得者用膏貼之閉塞其氣使藥性從毛孔而入其腠理通經貫絡或提而出

二七名

之或攻而散之較之服藥尤有力此至妙之法也故凡病之氣聚血結而有形者薄貼之法為良但製膏之法取藥必真心志必誠火候必到方能有効否則不能奏功至於敷熨吊溻種種雜法亦相同在善醫者通變之而已

第十七節　圍藥法

外科之法最重外治而外治之中尤重圍藥凡毒之所最忌者散大而頂不高蓋人之一身豈能無七情六慾之伏火風寒暑濕之留邪食飲痰涎之積毒身

其餘病皆散處退勝氣血一聚而成癰腫則諸邪四面皆會惟圍药能截之使不併合則周身之火熱不至矣其已聚之毒不能透出皮膚熱必四布惟圍药能束之使不散漫則氣聚而外洩矣如此則形小頂高易潰矣故外治中大圍藥較之他药為特重不但初起為然即成膿收口始終賴之一日不可缺圍藥而用三黄散之類每誤不效非圍無用又如既破之後而仍用圍藥者因極輕之毒往往至於散越而不可收拾不得不用藥圍也至于圍药之方亦甚廣博大都

以消痰拔毒束肌收火為主而寒熱攻程和平猛厲則當隨症去取固不可拘執者也

第一章 炎症

炎症者為身體一部份組織受特別刺激所起之變化也古來泰西醫學家持說各異彼論此駁莫衷壹是茲據最近學說則謂所謂炎症者因血管運動神經之障碍或血管壁內之血管神經中樞障碍使血管壁易於滲漏血漿且為發炎物刺激之引誘作用將白血球誘出血管之外於是發炎之局部所組織

[illegible]

起反應经细胞增殖也

第一節 定義

我國醫籍向無炎症之名稱以言滙通中醫似有缺而不知否否夫所謂炎症者據西醫學家言其主要之狀況為潮紅灼熱腫脹疼痛合之以官能碍障共成五主徵據此則炎症者乃外科中之一種泛發症狀也非病名也證諸中醫書中之各種癰瘍疔瘡以及打撲金刃湯火等傷其主要之症候亦為紅、腫、熱、痛、猶相吻合西醫則根據組織生理病理解剖

二九八

而定名稱，例如發於蜂巢織者曰蜂巢織炎症，發於筋肉者曰筋膜瘍。中醫則根據經絡部位而定名稱，例如發於百會穴者曰百會疽，發於臂者曰臂癰，為不同耳。然定名雖不同，而形狀則極相彷彿也。

靈樞經 癰疽篇有云：血脉營衛周流不息，寒邪客於經絡之中則血泣，泣音同澁，血泣則不行，不行則衛氣歸之不得復反，故癰腫，寒氣化為熱，熱甚則肉腐，肉腐則為膿，膿不瀉則筋爛，筋爛則骨傷，骨傷則髓消。以中醫之片段古說證之於西醫最新之學說，不謀而合。中醫所謂經絡血泣，血泣不行，即西医所谓血管障碍也。而血泣不行，故痈肿等语，尤足为血管渗漏血浆，白血球诱出血管之外发炎，部细胞增殖之佐證也。

第二節　原因

原因甚多，故轻重亦极不一致，今就可致炎症之刺戟别之如下：

（一）傳染刺戟　在炎症中为最要，即各種细菌侵入體内，而化膿也。倘身體虚弱，或觉寒冷，或飽餓不均，或居處不潔，或嗜厚味及酒類，或患病如腎炎及糖尿病，均足使人體易招菌毒。（二）器械刺戟，例如跌打捐傷刀斧砍刺壓擦扭拔等(三)冷热刺激例如火燒湯燙及冷水致傷者(四)素物刺戟例如強酸類及鹼類與各種動物毒及植物毒等(五)電氣刺戟例如閃電或電燈以及外科醫士所用之電流過度等

中醫不解细菌学说是其缺點而醫書中論及易致炎症之原因頗多相合醫宗金鑑曰強力人房勞精傷氣此與身体虛弱之說同靈樞经曰寒邪客於经络之中則血泣此與或受寒冷之說同金鑑曰傷肌

[illegible] 二十

失飽則傷脾胃此其飽餓不均之說同經曰溼氣變物甚則身後癰又陰陽應象論曰地之溼氣感則害人皮肉筋脈此其居處不潔之說同經曰膏粱之變足生大疔此其嗜厚味酒麴之說同他如跌打金刃湯火昆虫等傷之致炎症者均有詳盡之記載惟不明細菌學說致多牽及影響模糊之談為可惜耳

第三節　症候

可分為局所症候及全身症候之二種局所之主要症候有五為潮紅灼热腫脹疼痛及官能障碍然

有時不全具備各慢性炎症各種症候不易以分凡六可以一例論也當於各論另詳之

（一）潮红　炎症發生時其局部潮红係血管壁變化而局所充血所致初起時即現红色壓之暫時退色壓去而復潮红其後變為紫色者蓋以血行徐緩當往過毛細管時酸素不足所致中醫則謂此為毒甚之故以金鑑曰其色红如豬肝之紫者是毒邪已深也現紫色時壓之不易退色壓去亦不易復原

（三）灼熱　因局部血管充血輸送於該部之溫量增

外科　　廿三

加、並以血行緩慢而温量不得放散所以與全身之温度無關中醫則有寒氣化為熱熱甚則肉腐之說是亦精當之論

(三)腫脹　為血管充血而滲出血漿及潛出血球所致倘炎症部為疏鬆組織則腫脹更甚因滲出之漿液易於積聚故也。若炎症起於厚筋膜之下則腫處發現腫脹如手掌炎症腫及手背頭皮炎症腫於上眼瞼等金鑑曰人之氣血周流不息稍有壅滯即作腫矣虛者漫腫實者高腫。

外科

(四)疼痛　局部疼痛為知覺神經受滲漏血漿之壓迫而起若滲出物蓄積於筋膜下不能散佈於遠近組織者則疼痛更甚如手掌眼珠等處滲出物蓄積愈多則疼痛益劇若滲出物中含有菌毒者則能傷害知覺神經而疼痛愈烈但其性質亦因發炎部之組織而有差異在粘膜則帶瘙痒在皮膚則窕如火灼在腹膜則有如刀刺在筋內則或為牽痛或為裂痛在骨則為鈍痛在神經則每為發作性疼痛或為搏動性甚且放散至鄰、部位經曰痛由不過輕痛者

外科

二三十二

肌肉皮膚作痛屬淺重痛者痛徹筋骨屬深虛痛者腹飢則甚不脹不悶喜人揉按暫時可安實痛者食飽則甚又脹又悶畏人挨按痛不可言

（五）官能障碍．由於腫脹及疼痛而起其原因爲局部血行異常滲出物之壓迫運動神經及分泌神經並障礙組織之生活力所致輕重不等隨發炎之強弱及部位而殊例如眼炎則失其視力喉頭之炎症腫脹過甚可使窒息而死至四肢之官能障礙大抵無害於生命中醫謂若見淺之症直視等症斷無生理亦即膀胱眼珠之官能障礙之謂也。

全身症候發炎時每奮全身症狀顯出然其輕重則隨病原而異非菌性炎體溫畧升完時即退菌性炎甚人毒傳入人體輕者則體溫畧高。重者則致血中毒而死。但亦有患部僅生膿少許。因皮膚壓迫而發劇烈之全身症狀者。炎時體溫增高心動加速呼吸頻數。如炎症過久則身體羸瘦。體力減弱。口乾作渴。舌被厚苔口唇牙齒積垒污垢。消化不良。大便秘結。且有惡臭。小便量減少而色濃。皮膚乾燥。症見此等象

外科

重。癥中醫謂之攻，古說乾血。神情留膿，形容消瘦，皮上無枯槁，面目黧黑，大渴引飲，周身浮腫，四肢厥逆，煩熱不退等。皆為惡候，此即西醫之所謂全身症候也。

第四節 診斷

（一）視診 發赤腫脹等，頭面高見，得由視診診望之。如疼痛劇甚者，亦可由患者之容貌，望即知之。

（二）觸診 診察火性瘍瘡，已否化膿，以手捫診，察其波動與否，硬度如何，將其之輕重，亦得藉觸診而知之。

(三)聽診　及嗅診　用聽診器則能測炎性面及(用於
插)所生之磨擦音　嗅診則能易識有異常之惡臭
(四)器械診法　對於檢查瘻管之長短及方向可用消
息子　對於檢診喉頭膀胱可用照鏡裝置　對於穿刺
可用套管針或注射器　綜上述之諸種診法言之　凡外
症之具有甚大主徵者　其診斷不難　若外症生於內部者
如肝臟膿瘍
盲腸炎等　其成膿與否則診斷較難　大概局部觸有
波動者為成膿之徵　惟膿在深處則波動不著　須診
時期而測其纖徵　橫徑致迅性波動　當在患部四周

下　斗

二二四

細細按觸如皆起波動者方為蓄膿之徵若仿不能確定則當用注射器行試驗的穿刺便可知為漿液或膿液矣

醫宗金鑑曰以手按之堅硬者無膿之象按之不熱者無膿熱者有膿按之大軟者內膿已熟半軟半硬者膿未全成按之指起即復者有膿不復者無膿深按之而速起者內是稀黃水深按之而緩起者內是壞污膿按之實而痛甚者內必是血按之虛而不痛者內必是氣輕按即痛者其膿淺重按方痛者其膿

深大疵癰疽瘡瘍先宜出黄白稠膿次宜出桃花膿再次宜流淡紅水又有膿出如粉漿如污水者謂之敗漿膿不治之症也惟汗後膿者可愈若膿已出而猶大热不休者治亦無功

吾國醫藉對於奕症之診斷及預後舊分五善七惡語頗中肯錄之以供參考其言曰動息自寧飲食知味一善也便利調匀二善也膿潰腫消不臭三善也神采精明語聲清爽四善也體氣和平五善也煩燥時嗽腹痛渴甚或泄利無度小便如淋一惡也膿血大世腫

腫焮尤甚膿色臭敗痛不可近二惡也喘麤短氣恍惚不眠三惡也目視不正黑睛緊小白睛青赤瞳子上看四惡也肩背不便四肢沉重五惡也飲食不下服藥而嘔食不知味六惡也聲嘶色敗鼻青赤面目四肢浮腫七惡也五善見三則瘥七惡見四則危

第五節　種類

(一)依其滲出物之性狀而分類者

炎症呈漿液性滲出物者曰真性漿液性炎　主由小刺戟而生見於炎症之初期之蛋白質及血球為

各炎症中之最輕者其最易發生且得滲出多量（一）部份係腦膜肋膜滑液膜三者而其滲出物之大部份凝固而成纖微狀者曰纖微性滲出物有此滲出物者曰纖微性炎　纖微性滲出物中混有漿液頗多者曰漿液纖微性滲出物有此滲出物者曰漿液纖微炎

足膿性滲出物者曰真性化膿性炎　有膿球即少許之赤血球係由諸種之黴菌及許多種之化學物質而發起化膿性炎者要可視為諸滲出物中之最重

者也

膿由膿球及膿漿而成，爲帶黄綠色或帶黄灰白色之液。作靜置之，則膿球沉於下，膿漿浮於上層。膿球又稱膿細胞，係白血球之稍起化分解者，其核黄白色，然不能見其原形，惟成顆粒狀，并含有小脂肪球及有機體，作膿漿及血漿之變化液，組織之溶崩者，富蛋素及炭素之酸素及水素。

其他膿中含有多數之赤血球者，曰出血性化膿性炎。因微菌致組織迅速敗壞，放極甚之惡臭，生油

脂狀糊狀者曰腐敗性炎其實扶的里性滲出物附使粘膜壞死而纖微性滲出物相混變成類膜之假膜者實扶的里性炎

（三）依其經過之時期而分類者

依經過之久暫進行之遲速別為急性炎而慢性炎二種急性炎云者為一時所加之刺戟呈劇烈之症狀突然而始突然而終之謂概具有炎性之五主徵間亦有症候輕微毫不為患者慢性炎則反是為長時繼續之刺戟而頻回反覆時所生之炎症也介

外科　三十七

於急性炎而慢性炎之間者曰亞急性炎
前述之化膿性炎中有限於組織之一部而發者曰
膿瘍 有寒性及熱性二種 寒性膿瘍 及慢性炎
之所誘引者經過緩慢局部之溫度亦微 熱性膿瘍
則反之而為急性炎之結果 故症候劇烈常致溫熱
及充血相隨 其他起於一皮脂腺周圍之化膿性炎
曰癤瘍 起於多數皮脂腺周圍之化膿性炎曰癰疽
起於蜂窠織間之化膿性炎曰蜂窠織炎 又有一
種皮膚蜂窠織炎生於手指或足趾之端 曰瘭疽

第六節　轉歸

炎症之轉歸極不一致視其致炎之原因有無病原細菌及患部組織內抵抗力之強弱而異若使侵入病原菌者鮮能消散多致組織死亡其後患若何亦視毒力之大小為比例其局部關係約可分下列之三端：

(一)組織一部或全身死亡　其原因或受病原細菌作用或受滲出物壓迫或因血管壁之病變而鬱血及血管中血液凝固等所致組織壞死其大小廣狹

視身体之強弱而异若年老及患糖尿病者尤易壞死而轉歸亦極不良生壞死之際結締織常新生以補其缺損即仍其結締織乃上皮麻爾氏網及皮脂細胞二者新生而營所謂瘢痕形成初為小圓形細胞即僅為肉芽細胞形成毫無雜質之幼嫩組織而此圓形細胞在一部增殖由自他部游走而來之不動結締質細胞及滲出之白血球共集合為小顆粒即稱肉芽自血管壁新生之許多小血管受納營養漸次變化遂成纖微結締織是曰名瘢痕組織之

發生過多者名曰瘢痕瘤。

㈡全治　此為良好轉歸，凡輕度炎症若一部分狀態達於從前組織之吸收，則壞死組織皆能吸收，如是所生之組織缺損漸小而終趨定限，則直於其間新生肉芽組織，即上皮生焉，而生節不久全治，致不留炎症之痕跡。

㈢炎性肥顆　半成組織之慢性化膿，半致組織之肥大，凡最多之慢性炎皆易致此。

前述之轉歸云者，西醫學家判別炎症之終結良否

者也然亦其大概而已中醫外科病生雖法意亦同之然亦有獨到之處錄如次以資參考

陳實功外科正宗曰初起如粟裏可容穀外面如麻裏面如瓜外面如錢裏面如拳起勢太雨終無害未老先白頭無膿軟陷休齊縱免瘡起有膿生方許膿潰氣昂昂不諳自安康根高頂又尖歸右壽可添撤腫易腐爛任大終無患瘡高熱尚疼難若必然生瘡軟無神氣應補方為益內腫瘡不腫畢竟生疑恐膿潰不進食泄瀉黄泉客瘡色豬肝紫無膿必定死纏

潰不腐爛內怕蓿菌蝕仰眼不知疼痛麻木命難生府盡有敗氣笑裏終生滾根散瘡平塌神仙無治法久病目露神畢竟命難存面色似塗脂十日後分離敗中有紅肉能食終轉福新肉如板花纏轂終須變手足皮枯槁血耗生難保唇白眼無神腹脹濟將傾淹氣不濟氣雖重多生意眼雖黑氣還難痼怕缺逢徐

洄溪批為句句名言信不誣也

第七節　療法

治療炎症以預防為先不論創傷之大小悉當嚴守

外科

四一七

防腐法及制腐法以周密處置之而防誘起炎症迨既發炎症之際則宜酌用下列之種種消炎法

(一)安靜　欲使發炎部之官能休息宜安靜局部並與以適當之位置以促血液之還流例如四肢關節之炎症用副木等固定之乳腺炎用提乳繃帶或手與乳房一同包裹之又發炎睪丸之際則宜平臥以謀身心之安寧

(二)攝生　宜使居於日光遠射空氣流通之室中嚴禁刺激性食物俾攝取富於滋養分且易消化之淡

泊食餌

(三)冷罨法　此法能使血管收縮而減輕患部充血現今最賞用者乃取浸於制腐液之棉紗儘纏絡以患部之法而依作温之作用施溼温之作用於患部得大收消炎之效也其制腐液以百倍之鉛糖水為最良因此不特備冷却之效且可從創面發生肉芽而收生肌長皮之功也

(四)瀉血法　用水蛭或亂刺及刺絡即靜脈切開法之三法俾自局部噴出血液誘導充血之方法在急性炎症

每有卓效

（五）皮膚刺激法　此為慢性炎所賞用之方法使炎性部轉移於表在部通常用沃度酒精芥子泥芫菁硬膏斑蝥貼膏等

（六）注射法　此法有兩種一對症的如急性炎之疼痛特甚者注射百分五之可卡因或百分一之嗎啡於皮下以鎮止其痛一原因的如炎症之屬於鏈球菌為患者則注射鏈球菌血清如屬於實扶的里菌為患者則注射實扶的里血清以根本療治之

（七）壓迫法　壓迫一部以鬱血之法主用綳創膏綳帶

（八）懸垂法　高舉發炎部使近中心之部份比末梢部低促静脉血之還流以防鬱血使迅速吸收也

（九）昇耳氏法　亦稱昇耳氏鬱血療法昇耳氏主張謂發炎之機轉為動物体之自然防禦機關換言之對於浸入體內之細菌毒質或其他化學刺戟物之反抗作用也故治療時當更以人工增進其充血助長其局部炎症務使血行緩慢而發展其自然防

衛機能初用於肩及關節之慢性炎症果收奇效近亦用於急性炎症其法用橡皮帶或橡皮管纏繞傷患部充血其繞纏之處務遠離患部而接近於中樞部例如前膊炎症則纏繞於上膊是也自纏繞後局部鬱血而呈鮮赤色或帶青紫色甚至著明浮腫但不可過緊使起不快感覺或疼痛在急性症纏繞二十小時左右後解除而高舉之以減退其浮腫旋再施纏繞但須使鬱血時間漸次減少至於全治然上法必度其患部之血能循環而至者方為有益若急

性炎之充血過甚致患處鮮血被阻者則有害焉

（十）點灸法　燃艾貼膚俾營誘導之作用此我國古法也而尤盛行於日本急性及慢性炎症均可用之在脚氣之麻痹頗呈良效

（十一）按摩法　對於一切慢性炎均有卓效得以揉擦而促淋巴管及靜脈之還流使炎性滲出物吸收

（十二）電氣療法　施平流電氣之上行流能減少疼痛有吸收炎性滲出物之作用

（十三）手術療法、膿瘍之急性者切開患部排除炎生物而使之治愈慢性症之有管瘻及腐骨或異物者均得用手術療法

對於切開創宜注意者不可濫用器械或化學刺戟故切開膿灶後勿加强壓使細菌及毒質輸入淋巴及血管或使既成之血栓因而離解若一不慎則切開之後作温反見上昇往往誘起危險之轉移性炎症

全身治法　端視患者體力之强弱為斷衰弱者宜保一

特其精神而去其病毒服以緩下劑解熱劑利尿劑等以分泄體內之毒或用金雞納及他補劑如病尚不愈宜用刺激劑如番木鱉丁幾等以及攝取滋養之食餌年壯者可服硫酸鎂以瀉之使有腸泄出內之毒食物不論老幼宜用流動而易消化者

慢性炎除用前法外並宜除去刺激原因如有腐骨瘻管或異物等在體內者當設法以去之慢性膿腫若膿汁充滿於其深部織組內不易泄出者必能使炎勢散漫而愈久宜早施手術切開

按上列諸法有可恃有不可恃，例如攝生法、按摩法，人多忽之；冷罨法、瀉血法、照灸法，人多苦之；皮膚刺激法、懸垂法、壓迫法、畀耳氏法效亦不盡可恃；而電氣療法於慢性炎間收偉效，而於急性炎效亦不確。至手術療法，西醫以麻醉之有方，器械之精良，頗足驕奇，惟一般業外科者每每濫施手術，即一切炎症每不問其有膿與否，概施廣大之切開，徒增病者之痛苦，未免為世所詬病，而中醫於炎症之治療，反多獨到之處，且治療上之價值有非西醫所能夢見。茲述之如次，以供採擇，固不可謂為秦無人也。

腔啻惟一般業外科者每每濫施手術即一切炎症每不問其有膿與否概施廣大之切開徒增病者之痛苦未免爲世所詬病而中醫於炎症之治療反多獨到之處且治療上之價值有非西醫所能夢見茲述之如次以供採擇固不可謂爲秦無人也

㈢內消法 內消之法必須用於初起若已成膿則不可用其法有二 一爲汗法其作用能使組織內之炎性產物隨汗汁之蒸發而排洩於皮膚之外撲殺炎機疏通血管故一經暢汗則壅塞者通而腫脹者消矣 一爲下法其作用能使組織內之炎性產物隨血中水分由大腸而傾腸直下釜底薪釜中不沸故一經大瀉則炎

性産物失其根據地而不能為患矣

嘗考其理此兩法之所以能治炎症者蓋有至理炎症無有不充血者血中有水西醫之用瀉血法理亦良是然血與血中之水同時流出矣中醫之汗下兩法可稱之謂瀉水消炎法實較西法為神奇蓋炎之起也在於血泣血愈泣則愈充炎性産物得血液之滋養血温之保護如火之得油而熊熊然起矣汗法能使血中之水分隨汗腺從皮膚發出下法亦能使血中之水分從大腸瀉出血之本體既失去水分充者不充矣水去則温亦隨之熱者不熱矣夫如是炎症焉無不消之理況初起而審症的確或汗或下則

無有不愈又何必斤斤於手術之方乎汗下之方甚多茲舉一兩方列後以嘗一臠

(甲)醒消丸 王洪緒外科全生集方 用治一切紅腫癰瘍效力卓大 方用乳香沒藥各一兩(去油)麝香一錢五分雄精五錢 右乳沒雄三味各研秤準再合和麝香共研為末用麥爛黃米飯一兩搗爛入末再搗為丸萊菔子大如嫌飯硬量加開水可也晒乾忌烘 每服三錢熱陳酒送下醉蓋取汗酒醒瘡消痛息

(乙)癰疔百效丸 盧成琰氏方 陳修園醫書中亦附載之 原名疔瘡丸 余以其治一切癰瘍均有奇效故改以今名 方用巴豆去皮膜

三錢硼雄黄三錢生大黄三錢各研細末再共研極細如飛羅麵醋糊為丸如梧子大輕者每服五六丸重者每服八九丸如極重之大癰或疔毒走黄炎症全身傳者可服至十二三丸用白開水送下務使患者得三五次之大瀉症乃可愈如欲止瀉可量身之強弱症候之輕重得以隨時截止之其法用冷開水或冷稀粥以飲之則瀉即立止不致再耗體力每瀉一次則炎症之腫痛必輕減一次即已走黄者亦可救治

㈢內托法炎症不能內消日見腫起而勢必作膿者必須用內托之法促其早熟早潰反可早斂縮短炎症之經過減輕病者之痛

若亦良法也否則變生諸症其害甚大凡內托之方以補藥為主活血祛毒之藥為佐或用芳香之藥行其鬱滯（行其滯血閉通血營衛）或加溫熱之藥禦其寒邪（溫散客於經絡中之寒邪使血液不滯）大抵托裏消毒散托裏溫散小托裏散十宣散透膿散皆為要藥若大膿出敗肉去紅腫消當用黃耆人參當歸白朮大劑補之令氣血滋茂新肉方易生也茲舉一二以見一斑

（甲）托裏消毒散此方治癰疽已成內潰遲滯宜服此藥托之令其速潰方用人參　川芎　白芍　黃耆　當歸　白朮　茯苓　金銀花　各一錢　白芷　甘草　皂刺　桔梗　各五分　水二

盅煎八分，食遠服。胃弱者去白芷，倍人參。

（乙）透膿散　此方治癰疽諸毒，内膿已成不穿破者，服之即破。方用：

黄耆四錢，川芎三錢，當歸三錢，皂刺一錢五分，炮山甲一錢，水二

茶盅煎一半，隨病上下食前後服，或服時入酒一杯更佳。

（丙）内消之法，可免刀圭之苦，實為無上善法。内托之法，如托裏消

毒散等之促早成膿法，亦至善。惟内既有膿，不論深淺，均宜早施

手術切開，則經過自可縮短。若遲遲聽其自潰，則徒多延時日耳。

例如乳房深部組織之膿瘍，内膿已成，而皮色不變，若聽其自潰，

則膿必内穿胸統膜，入於胸腔，而致不救。必須早施手術，劃開肌

內深達膜外方可免潰害胸膜之虞也。

除上述之兩大治法外尚有鍼烙法（用火針刺透肥厚膜內使深部膿汁泄出之法）敷貼法（用藥膏敷貼冀其消散或鼓其潰走或敷藥瘡頂冀其穿破之法）洗滌法（用湯藥洗使清潔創面促生肉芽之法）等另詳於各論用各症條下茲從略

第三章　創傷及其療法

第一節　定義

創傷者即身體之一部（皮膚腦內骨骼等）受外來之暴力刺激使身體某一部組織受毀傷之謂也大至如金刃棍棒跌撲槍彈等物小至如蟲螫蜂刺蛇咬鼠囓等傷皆屬於創傷範圍之內我國醫家以

外科

此類外傷與一般癰疽瘡瘍之原因不同，特稱之為傷科，以示與一般外科病有別焉。

第二節　原因

原因可分為四種：(一)器械作用　此為創傷中之最習見者，例如鈍器打撲，鋭器割刺，以及彈丸炸彈等，皆能傷及肌皮膚和膜，或傷及深部組織，致使骨折肉斷臟器損壞。(二)溫熱作用　例如火傷湯燙及凍傷等，皆能侵皮膜而或遷於深部組織。(三)化學作用　此以化學藥品腐蝕身體組織所發。(四)電氣作用　施電氣傳導於體內而起種種特異症狀，或僅傷毛髮，或侵及深部組織。

第三節　種類

(二)依方向區別者有橫創　縱創　之二種依創緣狀態區別者有正規創　不正規創　之二種又如創緣凸凹交錯如鋸齒者曰鋸齒狀創　其組織一部已離斷而他方仍有一部連續者曰辨狀創　組織之一部已全離斷缺損者曰質缺損創

(三)依創傷性質區別者有清潔創　不潔創　之二種如切創打創創內常清潔而裂創挫創每攙入布片塵土等不潔之物又如蚊咬蟲螫竄入特殊毒質於體內者名曰毒創　創內混入細菌具有傳染力者名曰感染創　依受傷經過之長短區別者有

新創　舊創　之二種　新創亦稱出血創　舊創亦稱釀膿創

（三）依致傷器之性質形狀而區別者分為切創　打創　刺創

挫創　裂創　銃創　之六種

第四節　症候

創傷之原因因種種不同而創傷之症候亦種種有異不勝枚舉然綜合言之其主要症候為出血疼痛創緣哆開治之不得當每得經過良好或有化膿者則發有炎症之種種症候即潮紅腫脹灼熱疼痛及官能障碍等是然創各不同上述諸症之全具與否殊不一定例如切創則祇有出血疼痛創口哆開之三者打創刺創祇

有腫脹疼痛發熱之數者刺創挫創裂創銳創等則亦各有不同故其症候之輕重緩急之遲速預後之良否亦繼不一當於各論各症條下另詳之茲簡單分記如次

㈠切創　中醫稱之為破傷即鋒刃利斧所砍之傷有一直線之大口其創緣必正銳而哆開創之長徑又都超過他種之廣袤創面平滑而出血

㈢打創、中醫稱之為跌打損傷即棍棒所打擊之傷及跌撲傷是輕者皮肉青腫重者骨折肉開若打在胸腹腰背每每傷及內臟器又如高處跌落以及推拄而致跌倒踊及墻壁石積者如

外科　　四十二

在頭部每每皮肉吻開

(三)刺創　俗稱戳傷由尖銳器械刺入皮肉時所生不但圓錐形之器械凡片刃性兩刃性多刃性刀皆足以致之而通常之刺創為一刺入口與深入深部之刺創管其刺入之形除兩刃刀外其創形與該器械之橫斷面相致一者頗希也

(四)挫創　兼有皮膚挫傷之軟部挫傷如車轢馬蹴等外襲之鈍器猛力强大優勝於組織彈力之際所發生者其創緣多錯雜不整顯見創底溢血及挫碎之組織知覺消失或衰滅出血甚少

(五)裂創　與挫創為相同之外襲力如其外襲力有使組織裂斷

之性時則發生裂創皮膚筋腱筋膜等悉自周圍脫離成瓣狀或長索狀

（五）銃創　即鎗彈傷雖為一種器質缺損之挫創然隨彈丸之形狀大小成分與發射之方法及距離等而其創狀千形萬態一言難盡銃創之最常見者為管狀創　有一射入口及一管狀之創道彈丸之力弱者其丸止於體內創道不通以盲端終謂之盲管銃創　丸力強而直射貫通身體者謂之貫通銃創　有射入口與射出口中為創道

第五節　轉歸

創傷治愈可分二期

㈠第一期癒合常見於防腐之創傷面例如軟部組織之新創傷立經醫士用手術縫合者則創緣之內血液淋巴凝固創緣粘着繼則創內生富有血管之細胞組織漸變為纖微狀結締組織是為瘢痕　更自創緣之網及皮腺細胞發生上皮細胞被覆瘢痕之上而第一期癒合告成

㈡第二期癒合見於大部份器質之缺損或發炎化膿之創傷其在軟部組織有血管之創傷在受傷後廿四小時內各組織之界限尚可識別過此以後創底被覆膠樣沉着物並分泌血清與淋

已之赤黃色混合液二三日創面漸成赤色顆粒狀名為肉芽組織富有血管為細胞性萌芽組織傷部有限於壞疽者則分界脫落以肉芽補充其缺其後肉芽漸次萎縮覆以新生之上皮細胞成瘢痕組織而第二期癒合乃成

第六節　療法

創傷既成因纖維膜之缺損則外界存有無數之微生體侵入體內釀成重大之種種疾患故創傷療法之本義以防遏此等之微生體之侵入為主蓋創傷不受腐敗物（即細菌）及其產出物之侵入則經過正常而速完全治愈之目的不是則經過變常而險叢

外科卷　　陳十三

先是泰西醫家發來即發明制腐法其法取種種制腐藥
如石炭酸昇汞製成消毒藥水以洗滌創面他如繃帶器械等無
蒸餾器等
一不假制腐藥之消毒力以撲滅細菌然如濫用具有毒性之石
炭酸等藥患者或以中毒死即幸而不死則局部之組織亦必因
被刺激故而失其生活機能其對於腐敗性物質之抵抗力即為
以減弱使創傷之經過受其影響故近世醫家有鑒於此乃屏棄
昔日之制腐法而採用所謂防腐法利用無菌性物質以防腐敗
性物質使菌毒不得竄入創內則無由腐敗又安所用其制腐凡
手術患手術速手術衣手術之局部醫士之手腕以及器械繃帶

籌謀一不以周密之消毒法或又稱之曰無菌法以防禦細菌之侵襲使創面不致化膿發熱而經過良好但欲完全防腐必有完全設備否則亦行之不易又創傷已傳染者防腐亦不適用蓋腐敗性物質已竄入組織深部即制腐之藥力亦有不逮除施行切開排膿亦無其他良法也

中醫對於創傷療法因缺乏細菌學識乃不知制腐防腐為何事未免缺憾而縫合手術亦遠不如西醫之精巧而瞠乎其後即創傷之包紮繃帶及洗滌亦不及西法之善然對於止血止痛收口消腫去腐生肌等皆有妥善之方法而尤以金刃傷之敷藥為尤

有價值對於新創一數即可止血止痛消腫收口免卸縫合之手術省卻洗滌之麻煩是亦愚者一得也至如銃創及炮彈傷此爲新時代之外科病中醫書中則向所未有此又中醫之一大缺點也

第四章　腫瘍論

第一節　定義

癰瘍之定義中醫與西醫各別中醫之所謂癰瘍者乃一種普通症狀凡癰疽瘡瘍疔癤等之初起發腫者概稱之曰腫瘍即炎症條下所載四大主徵中之（腫脹）是也故不論何症在初起腫脹之時中醫則名曰腫瘍至日久潰膿穿破之時則又改稱之曰潰瘍

觀於外科正宗及金鑑外科中所紀載者即可知矣在西醫則不然凡各種炎症（癰疽疔瘡等）初起之腫稱曰腫脹凡某種病的新生物與原組織稍異之組織新生者稱曰腫瘍或贅瘤因核之間接分裂而生長增大逐發漸展但皆得營養而益達健者若然乎常則稱曰腫瘤

第二節　正名

名不正則言不順必也正名乎腫瘍之定義中西醫書各別學者何所適從故腫瘍之名不可不正中醫之以炎症初起而發生腫脹為腫瘍實屬非是應以西醫所稱之腫瘍為標準而中醫書中

之癥瘤瘰癭惡核乳癌石疽失榮等得分別歸納於腫瘍類焉

第三節　原因

腫瘍之種類既多而原因亦各異但多屬不明者孔哈乙麻氏則謂腫瘍之原因由於先天胎生基礎之不均整例如當生於中胚葉之細胞錯列於上胚葉之內他日得有機會乃營其增殖云然此說亦不能據以為各種腫瘍之原因也至其誘因有關於各人之特有質素者如遺傳年齡男女之別有為特異之刺戟者如器械的化學的炎症的各種局部刺戟以及神經系統之障害等

第四節　發育

生理的細胞增殖例有一定之限制故人至成人時其身體各部之發育既達完全即不再趨越增大而成畸形但腫瘍之細胞增殖雖與生理的細胞增殖取同法而營殖然其發育增大毫無一定之限制而逸於異常之大在富有新生物之細胞其原細胞本為低度發育者經一變而為迅速發育焉

第五節　退行變性

腫瘍之退行變性通常陷於脂肪變性軟酪變性膠狀變性澱粉狀變性（如中醫之粉瘤是）玻璃狀變性石灰狀變性骨狀變性（如中醫之多骨疽是）及壞死等並往往潰穿皮膚或粘膜而成潰瘍

外科

第六節　轉移

腫瘍之病菌又有能徑行於淋巴管及血管內因栓塞之作用除軟骨外更轉移於各組織者其不生轉移之腫瘍曰良性腫瘍生轉移之腫瘍曰惡性腫瘍良性者長成固緩慢並非破潰周圍之組織惡性者則反之而為局所的再發其長成極速而周圍組織亦易破潰云

第七節　診斷

(一)視診可診其形狀大小色澤及發生部位等

(二)觸診可診其軟硬與皮膚之關係淋巴腺之腫脹移動之難易

波動搏動摩擦音之有無等

（三）問診可診遺傳之無有年齡經過職業及他病之有無官能之障害誘因之如何疼痛之有無等

第八節　鑑別診斷

（一）腫瘍與炎症組織過長不同蓋腫瘍係逐漸生長而無標準的止境炎性過長則遲早每變為纖微性瘢或完全消去

（二）腫瘍與單純性組織過長（肥大）亦不同蓋單純性過長每因生理作用增加而起且為正常組織所成如鐵匠之二頭膊肌增大挑水夫之肩閒肉瘤等是非若腫瘍之另生新組織也

(三)腺瘤與一肢或肢之一部份先天性過長又不同如巨大畸形係正常組織發達過度不可誤認為腫瘍也

(四)腫瘍與動脈瘤又不同蓋動脈瘤乃動脈擴張非眞性腫瘤即非眞性腫瘍也

第九節　種類

(甲)腫瘍

(一)由於普通結締織定型之腫瘍如纖維腫脂肪腫軟骨腫骨腫神經結締織腫等是

(三)由於胎生結締織定型之腫瘍如粘液腫是

㈢由於實性結締織定型之腫瘍如肉腫是

㈣由於上皮狀組織定型之腫瘍如上皮癌腺癌（惡性）乳嘴瘤（良性）等是

㈤由於高等組織定型之腫瘍如血管腫筋腫神經腫腺腫等

㈡囊腫

㈠發生於原有空洞之囊腫更別為出血性囊腫滲出性囊腫貯溜性囊腫閉塞性囊腫之四者而閉塞性囊腫中又有濾胞囊腫粘液囊腫潴留囊腫之分

㈡空洞及囊壁之新生者更別為畸形囊腫寄生虫囊腫軟化囊

腫異物囊腫之四者

第十節　症治

(一)腫瘍

㈠纖微腫

本症亦稱纖微瘤乃纖微過長所成有硬性纖瘤與軟性纖微瘤之別硬性者由堅靭緻密之纖微束而以刀削之則有聲響其切面見有發光之纖微與肌纖同以顯微鏡照之則見其纖微交互錯含少數之細胞血管亦少如鼴瘤息肉瘢痕疙瘩皆屬此類軟性者由皮下疏鬆之結締纖微而成速起者略似肉瘤漸起者列

入脂肪瘤類之有一種有蒂者發生於皮膚之真皮層且為多發性點點散在全身約如豌豆或蠶豆大小中醫書中之肉瘻即此症也（肉瘻）脂肪變性、石灰變性、粘液變性等療法宜以手術摘出或割除之或以電氣燒灼器燒灼之

（三）脂肪腫

本症亦稱脂肪瘤係脂肪組織而成有限局性及瀰漫性之别限局性者全瘤多柔軟而為多房性三十至五十歲之婦人獨多若起於皮則瘤膜與皮粘着倘移動之則與瘤相連之皮凹入瘤有膜且易搖動惟發炎後則不能動因其膜與皮相連也此等瘤或

單獨或為多數有時皮下脂肪瘤並下成帶生於大腿者更易如此瀰漫性者係身體某部之皮下組織被脂肪浸潤而成多生頜下或頸後或恥骨部等此種屬多發性亦有相對之性多飲啤酒而少運動之人多易生之通常雖有變性間有石灰變性骨變化而已療法惟限局性而垂下成帶者可施摘出術

(三)軟骨腫

本症亦稱軟骨瘤係玻璃狀軟骨纖維狀軟骨或健康所不存在之粘液性軟骨所成其發生部位為軟骨軟骨骸關節耳下腺頸下腺乳腺甲狀腺睪丸卵巢皮膚皮下結締織四肢之指趾肩胛骨上

顳骨等大者其中心或有粘液變性其由短骨而出者每在指骨多見於壯年且為多發性通常為石炭變性骨變性等且易軟化療法當割開瘤腔並用刮匙刮除軟骨質但在四肢指趾有行切斷術者

(四)骨腫

本症亦稱骨瘤係由骨組織而成者多發生於骨組織皮膚三角筋大胸筋腱耳下腺等其發生於骨之表面者曰外骨瘤多形成於骨膜中發生於骨之內面者曰內骨瘤其骨質緻密硬固如象牙者曰象牙狀骨瘤疎鬆而為海棉狀者曰海綿狀骨瘤又有軟

外科　　（三十）

骨被覆者曰軟骨狀骨瘤此類骨瘤概為良性發育極緩然有隱於肉腫變性者則成惡性骨瘤之疎鬆者多見於骨端鄰近少年人易患之或單獨或多數不等多生於脛骨內髁近內收肌甚為疼痛乘馬時更覺痛苦有時亦起於股骨上段內側著肌腱偶觸其瘤蒂上則必致膝關節攣擊作痛當行手術解剖鋸除之亦有由拇趾甲下生者其大如菜核異常疼痛可割開趾甲並骨再用骨剪剪斷之

㈤神經結締織瘤

本症亦稱神經結締織瘤又譯作神經膠質瘤也多由大腦及脊

髓或視網膜之膠質而成，多見於視網膜，惟在視網膜者，實係原細胞內瘤，與膠質者迥異。此類瘤係良性，不累他處，且除去後鮮有復發者。其組織係形似蜘蛛或棱狀之細胞及纖微，依細胞及纖微之多少而定瘤之顏色，有為灰白色而與大腦組織同色者，有為帶紅灰白色而富有血管者。此種腫瘤間有發可怖之種種神經症狀者，其療法在速行摘出，而神經之剝離端則當縫合。

（五）粘液瘤

本症亦稱粘液瘤。此瘤之構造與臍帶正常之組織相似，其成分為膠狀組織，含有粘液素，由圓形細胞、紡錘細胞及多角形細胞而成偶有透明者而多為半透明色其形柔軟而如圓珠表面往往有顆粒狀之凸凹而呈假性波動發生於皮膚及下脂肪組織骨髓神經結締織骨膜筋腱等之疏鬆結締織等主發生於老人雖發育甚慢概為良性然易致再發或轉移往往有與肉瘤並發者則能轉成慢性療法宜摘出之

（七）肉腫

本症亦稱肉瘤係成自友性結締織富有細胞及血管之惡性腫瘍也自拳大卵巢上下顎乳腺淋巴腺甲狀腺軟骨骨膜骨髓肉結締織脂肪組織等之結締織發生又往往有自血管壁細

胞而生者多滋静脈而蔓延其發育迅速易於轉移其他因良性腫瘤之肉狀變化見有粘液肉瘤骨肉瘤纖微肉瘤等之發生焉

肉瘤多見於少年或中年人亦間有屬先天性者其惡度迴殊或幾為良性或為最惡性分類如下(一)圓形細胞肉瘤或屬大圓形細胞或屬小圓形細胞所成其間組織皆少富有血管甚至搏動小圓形細胞肉瘤其性惡易累及臟腑有時累及淋巴腺不論身之何部及年齡大小均可患之大圓形細胞肉瘤必見其長亦較慢(二)梭狀細胞肉瘤其細胞或小或大小者多由筋膜

而生生殖速時則漸變圓形其性最惡大者則由纖微質或纖腑
而生另有一種甚似纖微瘤名曰纖微肉瘤多由皮下組織而
生成有膜包裹初則性不甚惡因此少生繼發性之肉瘤且截
除後每遲至二三年之久始行復發然愈截除則復發愈速
而終則成桑常之棼狀肉瘤即中醫書中之翻花瘡是（三）泡狀
肉瘤瘤肉有數小泡泡間有間質隔離泡內有細胞與癌酷似然
每細胞間有纖微纖比類瘤或為內皮瘤大約由皮而起有時轉
成黑肉瘤其性甚惡（四）黑肉瘤此為肉瘤中之最惡者且速累淋
巴腺及纖腑由有色之組織而如眼脈絡膜及皮等由眼脈絡膜

生昔其細泡為棱形內有色粒此確為肉腫瘤最易生續發性瘤於肝由皮而生者多由黑痣而起形似泡狀昔日則以為肉瘤近時則以為屬於癌類其色粒排列不齊或在間質內或在泡之細胞內且有無粒之處亦有液黑之處若不速除則必累及鄰近淋巴腺繼則生續發性瘤而傳至臟腑本瘤不甚大其所生之續發性瘤亦不大但為數甚多身之各器皆可受累療法宜酌量其情形以割去之並須將瘤包膜及周圍之組織一併割除方可免其後發但此症之預後不佳

（八）癌腫

夕禾　三十一日

本症亦簡稱曰癌有惡瘤毒瘤之義意大抵由於上皮細胞及結締織而成即上皮細胞不規則增殖成羣而生於增殖之結締織內成一一索狀體而突入焉此索狀體則稱曰癌細胞巢或癌真殊增殖之結締織則稱曰癌間組織癌之長在皮面者則易潰爛而成潰瘍若有各種細菌染入即有最烈之惡臭此瘤乃由淋巴管蔓延累及鄰近淋巴腺故淋巴腺化膿潰爛而成潰瘍後又生續發性癌於肺肝腦骨髓等處

任何上皮所成之面或器官均可患之然尤易生於常被刺戟之處於男子患於胃者甚多腸舌口等處次之凡男子患癌百分之

八十生於消化管女子患癌了分之八十生於子宫生殖器及乳房頗多襲三十五歲以上至七十歲之高年人經過概屬慢性恆歷數年或數月之久然亦間有為急性經過而於數週内陷惡液質者

退行變性每陷於脂肪變性石炭變性粘液變性等大約捫之不甚疼痛然平時往往作痛硬性癌更加如固其間質或縮緊或被壓迫所致

種類約分為下列四種

(1)鱗狀細胞癌亦簡稱上皮癌然上皮癌之簡稱殊不當蓋他

外科

種癌亦多由上皮而生也此癌由皮或粘膜之鱗狀細胞而成其發生部位多在皮口咽唇食食管及尿生殖器之粘膜等處如唇舌或陰莖頭久被刺激皆易生之此種癌在臨床上則視為惡性癥不但凸出皮面且侵入皮下遲早必致潰爛有數種特狀如下(甲)係結節狀之硬塊其緣外翻中央潰爛如陷頂潰爛然(乙)或潰爛與生長一併進行致成凹瘡之形其緣甚齊與侵蝕性潰瘍頗似(丙)有時表面生長過甚而潰爛者較緩故成鷄冠花之形最易出血(丁)或為慢性表面成為癥形但少致潰瘍惟疵甚硬多生於唇上(論唇)

(丙)珠形細胞癌多起於腺亦稱惡性腺癌若間質多則成硬性癌若間質少則成軟性癌(甲)硬性癌多在乳房然亦有生於前列腺胰腺及胃之幽門端者此癌之組織甚硬若以刀割之則聞如切梨之聲若以刀刮該面則得癌汁即上皮碎屑所成(乙)軟性癌又名髓樣癌此為急性較硬性癌為惡其生長甚速而富於血管又早侵入鄰近組織並早累及鄰近之淋巴腺癌面之皮薄而靜脈顯露不久即潰爛顯一甚臭出血之蕈狀塊多生於乳房睪丸等處

(丁)柱狀細胞癌此乃腺癌也多由消化管有柱狀上皮之處而

起其癌，一方面凸入腸腔，一方面侵入腸壁之粘膜下層及肌肉，每每潰爛成瘍，累及淋巴腺及其他臟腑，此等癌又有生於子宮頸或腺管，如肝管乳腺管等

(七)膠樣癌，即腺癌或柱狀細胞癌變壞而成，多由胃腸或網膜等等癌而起，視診上則見有小泡之構造，小泡內含透明之膠體物，療法以手術為先，其他只有對症療法而已，宜將癌之周圍好組織並淋巴管腺等盡行割除，其中尤以乳房癌及子宮癌用割治收效者為多

(九)乳嘴腫

亦稱乳頭狀瘤又名刺瘤此類瘤係乳頭過長致故不論表皮及粘膜凡有上皮細胞之處如皮口喉陰道肛門等處皆能患之新生結締織及血管別為硬性及軟性之二種(甲)硬性乳嘴腫一稱角化乳嘴腫為疣皮角底甲腫雞眼魚鱗癬等由局所刺戟而生往往致成多發性焉(乙)軟性乳嘴腫其質柔而生多數之血管往往變生為癌腫或肉腫者彼因淋毒之刺戟而生在於陰門肛門及直腸之蕈腫皆屬之療法宜摘出之或以發烟硝酸腐蝕之

(按)此症最易生於常被刺戟之粘膜有生於鼻內者有生耳道者在鼻內者多屬軟性 在耳道者或為硬性或為軟性總之以

鑷子鉗出其根為宜如出血則再以局部止血藥治之如不鉗出其根則必復發

(十)血管腫

又名血管瘤此係血管之擴張且新生者別為單血管腫及海綿狀血管腫之二種(一)單血管腫一種毛細管擴張腫或血斑不特毛細管迂曲蜿蜒且擴張新生而成鮮紅或暗紅色之贅瘤往往自行萎縮而消失然亦有增加而達至極大者療法宜施壓迫法或以發煙硝酸腐蝕或以派克倫氏燒灼器燒灼之或行亂刺及滴出法等(二)海綿狀血管腫發生於皮膚及皮下結締織與肝臟

其構造有大小數個空洞極似陰莖海綿體其空洞內以內皮細胞掩之充滿血液者也往往與纖維腫肉腫及脂肪腫併發為療法摘出或腐蝕

（十一）筋腫

又名肌瘤為肌纖維之增殖者其自橫紋肌成者曰橫紋肌瘤自平滑筋而成者曰平滑肌瘤（1）橫紋肌瘤單發者頗少多與肉瘤合併而形成肌肉腫瘤如睪丸肌肉腫腎臟肌肉腫卵巢肌肉腫等是也（2）平滑肌瘤由平滑肌纖維而成發生於子宮及腸官多與纖維瘤併發然亦有與癌腫及肉瘤併發者療法宜摘出之

(十二)神經腫

亦稱神經瘤由新生神經纖微而成別為下列之二種(一)纖維性神經瘤此症除神經纖微外混入多數結締織大覺疼痛多發於四肢之切斷端及末稍神經(二)細胞性神經瘤此症生於卵巢睪丸及腦等之腫瘍中同有劇痛療法宜摘出之

(十三)腺腫

亦稱腺瘤多由分泌之腺而起該瘤之組織與腺體相似故名腺瘤惟不能分泌其性雖良好而發生轉移往往變成癌腫好發生於胃腺乳腺甲狀腺腎臟肝臟唾腺汗腺生殖腺等諸腺中療法

宜摘出之

（乙）囊腫

（一）出血性囊腫

謂於空洞中出者睪丸莢膜血腫膝蓋前粘液囊血腫陰囊腫子宮後血腫等屬之

（二）滲出性囊腫

係空洞中滲出漿液者為慢性炎症之結果腦脊髓膜水腫粘液囊腫腱鞘水腫陰囊水腫等屬之

（三）紋縊性囊腫

外科

係漿液膜囊之一部被縊而成囊包於囊內分泌漿液者歇兒尼亞囊屬之

㈣閉塞性囊腫

係腺之排泄閉塞而其分泌液蓄積瀦留者細別有次列之數種

㈠濾泡囊腫係皮脂腺之閉塞而生者面皰粉瘤等屬之粉瘤皮脂腺閉塞毛囊及皮脂腺之擴張者好發生於頭部等富於毛囊及皮脂腺之處其內容為灰白色粥汁狀含有古當矢台林結晶囊中之成分脂肪變性之上皮及毛囊皮脂腺之分泌物等療法宜摘出之

(丑)粘液囊腫係粘液腺之排泄管閉塞分泌物瀦留者鼻耳喉頭咽頭之模黎布即耳子宮模黎布等屬之療法宜切開而腐蝕之或摘出之

(寅)瀦留囊腫由較大諸腺之排泄管閉塞而生者生乳腺者曰乳囊腫生於睾丸者曰精囊腫生於膵臟者曰膵臟囊腫生於卵巢者曰卵巢囊腫由於舌下腺管閉塞之蝦蟆腫等亦屬之療法宜摘出惟蝦蟆腫可服中藥消散之詳見各論

(五)畸形囊腫

此種囊腫之組織與原組織完全不同例如背內發生之上皮腫

状是皮膚狀囊腫亦屬於此類囊壁自外皮而發生於卵巢皮下睪丸頭蓋皮膚肛門周圍乳腺及腦質中療法宜迅速摘去

㈥寄生虫囊腫

即寄生虫在組織内生長而成者

㈠旋毛虫囊腫因旋毛虫入肌而熟此虫原在豬肉内人食不潔之豬肉虫即由胃腸經至肌而附殖日久有鞘包裹此包裹終則成石灰變性

㈡包虫囊腫因犬縧虫而起此虫長約半寸原在犬腸内其身分四截頭頸體下截含生殖器内之卵隨犬糞而出倘犬糞落於

菜蔬上人食未煮熟之菜蔬則該卵隨之入胃而患病卵入人胃後則裂開幼虫由卵而出穿胃數層過血管入肝等臟腑刺激之致成囊其幼虫頭處有細鉤另有四吮器故能開路而穿胃也其囊壁係三層所成最外層係纖𦼮織中層係角素類内層有原漿能生虫頭囊内含液比重一千零七含食鹽略多以顯微鏡察之即見虫鉤故易鑑定此患遍身可有惟肝腎大腦等處更多其療法能切除者切除之若不能施行者或吸出囊内之液則虫可立斃

㊆軟化囊腫

因結締纖維腫瘍轉化而發生者屬使甲狀腺所謂甲狀腺囊腫是也

（八）異物囊腫

金石竹片等 異物或小粒子彈作彈碎瓷等入於組織發起之症於其周圍形成囊之腫瘍治宜摘出異物

第五章 潰瘍

第一節 定義

中醫書以炎症癰疽疔癤初起以至成膿期間之腫脹稱之曰癰疽潰瘍聽其潰膿穿破或開刀後則稱之曰潰瘍在西醫則以某種症候

具有潰爛之特徵者即稱之為潰瘍

第二節　原因

潰瘍之原因亦各不同約分三類如次(一)因損傷或炎症而起。非特種細菌性者如一般之急延性潰瘍慢性潰瘍是。(二)特種細菌性者因其特種細菌而起如軟性下疳狼瘡結核梅毒等潰瘍是(三)惡性如侵蝕上皮癌。凡刺激皮面之物無論為化學或溫熱冰凍或炎症或損傷或細菌皆能於該處發生潰瘍而凡致炎之原皆足促成潰瘍倘患處營養欠缺或因貧血或久充血皆易致此如下肢每易發生潰瘍即因其下肢貧血或因下肢之靜脈

由張而爲阻塞性充血之故也

如有一處麻木或與營養中樞隔斷該處即無感覺更易受刺激之傷例如割斷三叉神經則易患角膜潰瘍患脊髓癆者則其人之脚根每易患穿通性潰瘍是也

第三節　症候

茲所論潰瘍之症候僅爲第五類即五般之蔓延性潰瘍慢性潰瘍是他如第二類之各症詳見各論本症條下第三類之症候乃因新生組織佔皮之深層故令皮潰爛參看腫瘍論肉腫條下及附圖十二茲不贅

本症因損傷及炎症而起既如上述其症候之經過或遲或速但均可痊愈大率分為三期

己潰爛期此期之狀為組織爛大其進行之遲速不定潰爛之大小深淺亦無定進行速者曰急性潰瘍進行遲者曰慢性潰瘍炎性症狀甚者曰炎性潰瘍蔓延廣大者曰蔓延性潰瘍潰爛至深處肌肉者曰腐肉性潰瘍

潰瘍之面有一層纖物其色或灰黑或灰黃此係腐肉與淋巴及敗壞組織而成肉芽尚未發現若細菌之毒力大或組織弱就痿更易所流之液頗清微有血色且有臭氣罕有化膿者潰瘍之緣

中科 大生

厚而有炎性周圍之組織腫而又充血潰爛之邊尖而直至底與下未爛之組織粘連

(三)轉變期潰爛已止死組織已除肉芽新生瘍面清潔僅有薄膜一層透明如玻璃所流之液漸少瘍邊炎性漸退腫亦漸消肉芽日見增多潰處漸滿但其遲早無定故其狀況亦不一有漸趨纖合者亦有癒合之作用停止亦不蔓延亦不癒合而於此將轉變例如頑固性潰瘍刺激性潰瘍靜脈曲張性潰瘍等皆屬此類(丁)頑固性潰瘍或名硬緣潰瘍中醫則稱之曰臁瘡多生於下肢在中年婦人居多潰爛底漸大而深甚至累及下肢一週潰瘍面光滑色黄

有少數不完全之肉芽潰瘍緣高凸豎直到底其緣甚厚充血而潤濕並因慢性充血而皮現紫色所流之液係膿性或漿液性每每刺激患區而成溼疹性潰瘍潰瘍底為纖維性纖維與下組織相連且甚硬不易萎縮而就癒若潰瘍近骨每易惹起骨膜炎若神經經受壓每易起劇痛若淋巴管及靜脈管因發炎而阻塞每發全肢水腫粗大如象皮病（又）刺激性潰瘍或名痛性潰瘍中醫書中之溼毒流注與此症極相類似 此潰瘍之異點有二一位近踝關節二發生劇痛習見之潰瘍捫之並不覺痛惟此症捫之即痛甚後尤甚若用探針輕輕觸潰瘍面即可探得有極痛之點此因潰瘍有數條神經纖

外科　　第七日

微顯露故也且痛時有如火燒而射放至於他處(丁)靜脈曲張性潰瘍此症多見於下肢靜脈曲張之人因其皮乏血而營養缺乏故雖受輕傷亦易成慢性潰瘍例如因腿上汚穢而生濕疹搔破而成潰瘍（中醫名腎氣游風）者有之或被硬衣將曲張靜脈之薄皮擦破出血而成潰瘍者有之此種潰瘍大半在小腿下內側面若夫梅毒性潰瘍則反之每在小腿上段外側面之近膝處

(三)癒合期肉芽業已長齊瘍面似欲成瘢但無上皮遮蓋故未結瘢此時瘍面光滑肉芽不紅瘍面不痛不易出血所分泌之液清而而不多近瘍之皮軟而不炎瘍底與其下組織不貼緊瘍緣斜

至瘍面留心視察其緣分三色帶内者色紅濁有一層上皮細胞中者色藍濁以數層上皮細胞外者色白因上皮細胞多積於此也若肉芽漸漸結痂其口漸漸收縮則上皮細胞滿佈其面而痂合矣

潰瘍在初生上皮細胞時若用潤皮藥敷青過久則反不能結痂且令肉芽凸出色不甚紅若不因用潤皮藥過久而致此者乃因身體虚弱之故非服補劑不爲功

第四節　療法

此類潰瘍之一般療法第一宜將患肢高舉即患者平卧而將患

肢墊高也蓋患此症者經一夜長時間之睡臥次日晨起每每腿腫消散如平時午前即覺漸腫下午則腫勢甚厲至晚則尤劇而麻木疼痛亦更甚此蓋血液下行增其充血故也此時若敷貼藥劑亦不生效力因其流液增多敷藥不能緊貼於患處無法生其效力也

藥劑方面（甲）洗滌此類症污水流離且有臭氣不可不洗滌之即消毒防腐劑中之石炭酸水來蘇兒水硼酸水雷佛奴耳水等皆可任意選用之洗之極淨以期瘡面之清潔（乙）敷貼瘡面如有腐肉宜剪去之在有炎性之時宜用黄碘沃度仿之細粉以撒布之若

炎性已退漸就向愈時則宜以代馬妥耳次硝酸蒼鉛酸化亞鉛等收歛劑以撒布之外以消毒夾棉紗布一方薄塗以軟膏硼酸軟膏酸化亞鉛軟膏等均可而蓋覆之外再加以繃帶之包裹至於軟膏須薄塗者其目的一為保護瘡面使肉芽得盡量生長二為吸收瘡面之汚水且使換藥時容易剝離患者不受痛苦

若敷上述某種藥之乾粉時而發生疼痛者蓋因其吸收水分之力強而致肉芽發生疼痛也則宜改製為軟膏貼之不過收口結瘢為遲耳若瘡面甚闊而一時不易速愈者則宜行植皮術

刺激性潰瘍之療法則宜用刀割其上之組織以斷其顯露之神

外科　[illegible]

經纖微則痛可自止但當用麻醉藥再以刮匙刮清腐肉為佳濕疹性潰瘍之療法與他種不同須用安擬膠如稀醋酸鉛液浸紗布敷貼可以止痛少時再換以魚石脂軟膏貼之潰瘍第三期（癒合期）之療法用由綢一塊如瘍面大小蓋上以保護其肉芽再以無菌紗一層或硼酸軟膏一層加其上如肉芽腫高可用硝酸銀輕輕點於潰瘍面使芽縮小若瘍面闊大則當行植皮術

（著者按）余嘗治一下肢慢性潰瘍其範圍上至膝下下至踝骨前面及兩側皆破爛不堪邊緣高而僵硬色紫暗若豬肝潰爛之深處幾至見骨兩足皆然麻木疼痛步行維艱諸醫不效來

就余診問其起因亦不過腿癢搔破而致此耳且六七年之久矣
亦曾在慈善醫院中醫至數月之久問其年才十九耳且其發病
在七年之前其時且未經人道必無梅毒後思洒爾佛散（六〇六）
本西醫用治梅毒之用其中含有砒素且為腐蝕劑之物而中醫
於頑瘡惡癬亦每嘗用白砒因其有去腐之效腐去新自生
也乃決以六〇六為之注射外以消毒藥洗敷每日更換注射以
後汚水更多經過五六日汚水漸少肉芽已轉紅色漸見生長瘍
面亦見縮少至第八日再以六〇六注射之更見功效瘍面日見
縮少汚水日見漸少至第十四日十己愈其七矣又以六〇六注

卜　斗　　六十七

射一次瀉面就全愈惟覺有燒熱齦腫口乾作渴皮癢便燥溺赤而已余知此為皮中毒之輕微現象命以牛乳雞子清生梨汁等與服之數日而安後周身退皮一層而潰處亦完全告痊焉

第六章　分論

第一節　癰部

幽癰　此症生臍上七寸初起如粟漸增漫腫疼、痛形如鵝卵甚則堅硬痛牽胸肋由過食膏粱厚味憂思氣結腸胃不運、鬱成毒自內而外發也初起腫痛皮色未紅時若心煩嘔噦脈沉實者當疏大毒以絕其源宜內疏黃連湯服之焮腫痛甚邪氣實也宜

莆田國醫專科学校講義

外　科
花柳科

（合訂本）

民國卅四年五月重訂

《花柳科》引言

《花柳科》为莆田国医专科学校教材之一，编者不详，有残缺，版心题“花柳科”。书前为绪论，论述了花柳病的由来，乃始传自葡萄牙人，经印度又传至我国广东地区。第一章论述了花柳病之起源，原稿第 2 ～ 23 页则较详细地记载了梅毒的传染、鉴别、分期、分类、诊断、特征及治疗方法等内容。原稿第 23 ～ 26 页为第二章软性下疳的症状、分型、鉴别诊断、治疗等，之后还记录了部分膀胱炎及淋病的内容。

莆田蘇國醫宅校花柳科講義

緒論

花柳病傳自葡萄牙人，航海至印度之果阿地方，由果阿抵我廣東，始有此病。當明弘治末年，民患惡瘡，自廣東始，粵人不識，呼為廣瘡、海毒，全國自清繼起，淫風日盛，袁馬火年，風流自命，挾妓飲酒，視為當然，惟知貪片刻之歡娛，不思毒染楊梅，而遺終身之大害，失足迷途者，日必不可勝數，此海上花柳藥品，以及花柳醫生之所以日增月盛也，既不幸而染毒矣，必宜亟早治之，庶不致擴大，傳及全身，為累不可遏止，但病情各異，治法亦各有不全，惟在

花柳病

學者善為體會耳。

第一章 花柳病之起原

花柳病 為梅毒類性下疳之總稱，自花柳巷中感染而來，故謂花柳病，俗名楊梅瘡。大抵男子受之於有毒婦人，或婦人受之於有毒之男子者為多，一經感染，先發於陰部，繼而病毒遍於全身，遂及妻妾子女，輾轉相傳，靡有底止，其害之烈，實為可怖。軟性下疳，一名疳瘡，生於陰部，然與硬性下疳有別。魚口便毒，必繼其後，終亦成全身之疾病。淋病，俗呼白濁，為尿道粘膜之病，然如膿漏眼、白帶下、膀胱炎、副睾丸炎等諸症，亦往往揉躪而並是猶未可輕視也，三症之發生，實由與不潔之婦女交媾而起，其由於微生蟲傳染，梅毒之微生蟲，謂之梅毒小體，恆數十相聚成簇，其形極細，狀若螺旋，兩端尖，附有鞭毛一條，殊為活潑，軟性下疳之微生蟲，謂之下疳桿菌，形端而闊，兩端鈍圓，旁而厚，殺桿之處相聚之數，或四五或七八不等，間亦有獨立者，淋濁之微生蟲，謂之重球菌，視軟性下疳桿菌短而廣，圓形，中央稍凹，狀若咖啡實形，兩相聯，故有重球菌之名，其種類形狀毒性之不同如此，故由是發生之病，不同亦如彼，顧此等微生物潛滋長養，全非潔實無由致此，其名之謂花柳病，不亦宜乎。

花柳科

第一節 梅毒之傳染

梅毒傳染之種有六 （一）直接傳染 凡含有梅毒之物質、如硬性下疳、及第二期梅毒之分泌物與血液等，附傳於身體之微創，因而傳染梅毒者，謂之直接傳染，此種傳染方法，由於交接者爲多，蓋硬性下疳、扁平濕疣諸症，專生於陰部，交接之時，兩體相觸，易於粘染，其含有梅毒之分泌物與血液等，緣於接觸，[illegible]膚有破裂或患口腔皮膚者，其毒即由此侵入，其他如乳母患第二期梅毒，其乳汁中小兒亦能傳染，又有梅毒性小兒反傳染健康之乳母者 （二）間接傳染 健康之婦人，先接患梅毒之男子，無何又接健康之男子，其婦初未感染毒患，而健康之男子，竟感染矣，又一婦因授兩兒乳，一兒患毒，一兒無毒，乳母初未感染患毒之兒，而健兒竟染之，凡此皆間接傳染，其他如食器、烟筒之類，亦足為梅毒傳染之媒介　（三）胎盤血行傳染亦有二種：一在受胎以前，其母已患梅毒者；一在受胎之後，其母始染梅毒者　（四）精蟲傳染　梅毒侵入精液，精蟲亦被傳染，遂致精蟲性先天梅毒（五）卵細胞傳染　此與精蟲傳染相反，毒在母而不在父，是時母體之梅毒，自胎盤中之血，流入兒體，遂不能受正當之營養而死亡　（六）卵精蟲傳染　因父母同患梅毒而被傳染者，其害最甚

梅毒科　三

此種胎兒百人中罹病者，有九十餘人，死亡者七十人而有餘。

第二節　先天梅毒與後天梅毒

如前述僅其大略，畢因限於篇幅，不能細錄，尚望受教之[illegible]，而已看學者，謂之先天梅毒，又曰遺傳梅毒，因交接等直接傳染，與觸及含有病原物質之附著於傢俱、器物，謂之後天梅毒，其症候經過等迥不相同，茲將後天梅毒及臨症經過錄之於後。

第三節　梅毒之狀況

梅毒之侵入，以陰部皮膚間之微傷居多，既染之後，在一定期間內並無病症發現，是曰第一潛伏期，過此方見梅毒之發原症，其病菌漸由微傷部、經淋巴腺管而侵入，該處之淋巴腺腫脹變硬、起一部之淋腺炎，此等病症，謂之第一期症，無何病原，自該腺進至血液中、遂由局部症候，而發之全身、但在一定期間内、亦不發現於外，是曰第二潛伏期，過此則梅毒蔓延全身、故名全身梅毒，其症狀、始則各處之淋巴腺腫脹，在淺層者、手觸而知，繼則皮膚上發出各種皮疹、此際或略有寒熱、謂之發疹期，同時筋肉骨節亦發起種種之障害、其疹既發生後、經過一二年之久，時消時歸，收斂、不變化、俗呼楊梅瘡是也。謂之第二期症，梅毒入體既久、非傳染力、似全消失，而其為害全身則更劇、或贅積若腫瘍、或關節

花柳科

如潰瘍，蔓延全身，而成梅毒腫，故發病於口鼻，則鼻梁陷缺，發於咽喉耳目，則變耳聾目盲，發於骨節骨髓，則骨疽腐敗，麻木不仁，或成狂疾，似此毒症破壞全身之組織，謂之第三期症。統觀梅毒三期之狀，各有症候，吾至此已覺心悸手顫，不能下筆矣。其餘如奔馬梅毒，而無一定期間，以其經過迅速，勢如奔馬，或為時最短，其腫脹潰瘍爛腫而起，非僅梅毒性之猛烈，亦因病人體質虛弱所致。然亦有兩因而來者，此等症候極為不良而極險惡者也。

第四節　梅毒之發生症

梅毒侵入人身，初無迹象之可求，必潛伏二十四五後，方侵入該部、數點、炎狀，而將發之症，其症有三、一曰硬性下疳、約二十五日後、該侵入部之邊、顯現米粒豌豆大處、先發生乾燥之硬結、繼大如蠶豆、或銀幣、其硬部分頗、漸次加大、觸之為軟骨樣、不痛、時自治愈。然横痃之淋巴腺、則結起硬結、終至無痛、發生横痃。二曰梅毒疹、本皮膚之紅斑、或丘疹、遂而加以表皮剝脫、而發生潰瘍之糜爛、或結痂、而不凹陷隆起、漸漸沒於健部之皮膚、觸之而不覺硬、大概一月左右、自能治愈、但其褐色斑遺下不去、此症多見於陰莖之皮膚、及包皮內膜、婦女小陰唇、子宮頸部等。三曰初期淋巴結、此症原發數症最多、發後約二十五天、遂發生特異之硬結、大小

花柳科

廿七

不一，觸之甚硬，稍紅而腫，形似糜爛疥癬，此時若隱於告人，或將不能的當，遂為潰瘍，侵入深層之組織，謂之硬性下疳，其亦有或為壞疽之性狀者，其在陰部者為最多，男則在龜皮內面、及龜頭陰莖，而女則在膣口連合處，及子宮陰唇等，其他發生似此處實延及肛門者，頰黏膜、且帶硬堅，此外如頭上諸部，大概初起亦結、均現極深糜爛，以手觸之，硬如肉塊者，施以顯微鏡，約三四星期便可治愈，其大者經數月之久可愈，既愈後，其硬塊雖數年而有不消失者也。然初期梅毒，其在一部位之間為，但既發全身病症，視病之輕重，雖經醫者調治，亦不可倚之為無礙也。

梅毒自初發病至傳染全身，其蔓延之經路，皆淋巴管也。由陰道發生下疳十餘天或一星期以後，其鼠蹊部之淋巴腺即發炎腫[illegible]、腫脹[illegible]，必不化膿，亦不發痛，謂之無痛橫痃，[illegible]一二日。陰莖包皮之淋巴管炎。繼而淋巴腺發炎腫起，若下疳發在口唇咽喉，則頸下腺與頷下腺皆腫脹，發於手指，則肘腋皆腺必腫脹，間有來勢迅速，腫脹異常，亦有發痛者，實為梅毒遍及全身之症象，乃極有價值之症候，若聽而不治，多則數年，少亦數月，始漸收小。倘趁早施行驅梅法，則縮小極速，至淋巴腺之護膜腫，必梅毒之第三期，然後發現護膜腫，乃淋巴腺之中央部，漸漸變軟

花柳卄

六

花柳系　楊

自滑漏出、似像皮膠之粘液、已潰之處、總似潰瘍、若未潰之前、及早施以驅梅法、能防潰破、然其硬結雖不消散、亦無害全身、要之第一期之淋巴管淋巴腺腫脹、不必特別治法、須於極甚之時用灰白硬膏可也。總之於第二期第三期腫脹、最妙塗擦灰白軟膏、或黏貼膏、亦施行驅梅法試之、果有大效、

第五節　第二期潛伏及發疹

梅毒以初期硬結及下疳局處淋巴腺腫脹、自發久之亦無甚症狀、計傳染後、少則四十日、多至八十四、未幾及全身、發于肌表成為疹、故此期謂之發疹期、當淋巴腺腫脹之後、與發疹之前

久無症狀非告終也。乃潛伏時也。故之第二潛伏期婦人及虛弱男子、此時殊常貧血既居發疹之期、其症似他種發疹病、身體發熱、温度和增、此時尚不注意、無何頭痛腰痛、全身倦怠、又無何骨格關節、皆發痛、內臟發病、諸種症狀、繼續而起、迨皮膚粘液各部發疹、始能知為全身梅毒、此時施行全身驅梅法、實為最要之時機矣、

皮膚上之梅毒、既延全身、發乎肌表而為疹、此謂之梅毒疹、即俗呼楊梅瘡是也、其瘡數年之間、出没隱現、甚為困苦、其形狀種種不一、有成斑疹者、有作丘疹者、有為膿泡性者、有起乾痂皮者、凡

[illegible]

梅毒疹者、色帶青褐、經久愈濃、疹之圓狀為多、往往於疹發後、新疹又續、其發生之處、如頭上諸部、手掌、足蹠、乳腺、胸溝、臍部、及關節之屈曲最密、其餘諸部略少、迨其後或被吸收、或變潰瘍、未可預定、大約分三種、 七

（其一）斑性狀、大似小豆、色先淡紅、漸呈褐色、乾者發生鱗屑、中央漸起灰白之細屑、觸之甚硬

（其二）丘疹、狀大似米粒、常帶濕潤、漸生痂皮、色帶青褐、或黃褐、疹既甚、落屑愈多、發於背部、關節、陰莖等處、此外尚有疹疣名曰為平濕疣、為第二期梅毒最多、色或白、或紅褐、小似大豆、大似銅錢

陰起顆高、常濕潤不乾、泄出膿水、苦痛異常、在婦人多生陰戶、大腿內面肛門周圍、男子在陰莖下面會陰及腿內面肛門周圍、故名沿肛楊毒、蔓延極速、行局部及全身驅梅法、一二星期便能治愈。

（其三）膿泡疹、此疹爲重症、爲濕疹之證、膿泡未發潰、流出膿水、乾即結痂、色黃而帶褐、試剝去、則呈潰瘍面、形似豆瘡、發疹時往往引起身熱、或久熱不退、必致全身衰弱、其發生之疹、殊無定部位、無如下腿、其發於皮膚間之膿泡性疹、大如米粒、微帶潰瘍之肉芽、而往往延及頭面、約須半年之久、漸漸消失也、其餘如結節

樹膠腫

梅毒症、每發於傳染一二年後、經一定之潛伏期乃始發生、故謂爲第三期之症候也、或發於五六個月後則前言梅毒之一症、此疹又謂之護膜腫、疹有生於淺層之皮內、色紅而稍硬、愈後瘢痕不退、有生於深部之結節組織內、大自胡桃至雞卵不等、起初本硬、繼則逐漸變軟、終乃自破、流出之液、似橡皮膠狀、故謂之潰瘍、此時放任不醫、必致侵蝕外翻、蝕口層疊、[illegible]潰種種醜痕、不可不慎者也、患此者、於未潰前、急用水銀膏貼之可能消散、倘已潰、用石炭酸水、或硼酸水、洗滌患部、[illegible]沃度仿謨糝之、此症已破、勤加消毒、宜用吸收之法、切不可輕易開割、又如毛

髮鬚腋手足關節等之梅毒、不能一一細録、

第六節　泌尿生殖器之梅毒

泌尿器之梅毒、其[illegible]、為有微[illegible]、至第二期、有發急性炎者、至第三期、發慢性炎者、有時見發疹之時間、其症狀為浮腫、頭痛、嘔吐、遺尿、糖尿等、生殖器犯梅毒者、如睾丸炎、故先必腫脹、繼而萎縮、往往由漸發生、或沿至腰部、或[illegible]睾丸壁、或睾丸[illegible]一個、或兩丸全被侵害、遂至不能生殖、治法用局部驅梅法可也、女子生殖器罹毒在外陰部、以平濕疣為甚、直腸下部之護膜腫、相俱睚病、既愈遂生瘢而狹窄、子宮膣部亦然、餘如乳腺炎、為平濕疣等、男女

花柳科

皆有之

第七節　奔馬梅毒

奔馬梅毒、以其經過疾速、有如奔馬之奔馳也、亦稱惡性梅毒、其症最爲險惡、其第一期極短、或有無第二期、而第三期之潰瘍護膜腫等症、已接踵而至矣、此特病也、其原因非由於梅毒之猛烈、因病人體弱、亦有兩因對待而來者、

其症候、初期硬結之狀態不一、有侵蝕者、淋巴腺之腫脹甚輕、至發疹期諸症、乃一變而劇、其發熱極高、骨節腫痛、各部膿泡甚多、似天花之狀、既潰遂成潰瘍性梅毒疹、疹初治愈、二次又發、且

廿

兼發熱與尋常梅毒大異、因尋常第三期間、罕無發熱者也、他如皮膚骨骼內臟等之第三期症狀發現、俱速因之釀出腦病或肝心腎諸病而斃者、常常有之、倘幸得遷延、此則再發之時期、可稱爲輕、遂可治愈、

第八節　梅毒之診斷

一　診察病人之室、要尋常室中之起居、

一　須適宜課程、病人之體部、診全身之皮膚、及檢視他部、

（甲）現在症

一　皮膚　在陰部皮膚、則有原發疹在頸部及上背、有蓄膿疹

花柳科　十

即疹、白斑、為平濕疣、手掌、足蹠、趾、齶、頭部膿疱疹、毛髮脫落、皮膚護膜腫、蛇行性潰瘍、褐色瘢疤等，或一症或數症，視必依時發現、

二　淋巴腺　發現無痛橫痃、肘腺、腋腺、頸腺、耳後腺、副乳腺等之腫脹，惟傳染經久者，其腫脹每已消失、

三　骨骼　頭蓋骨、脛骨、胸前骨、鎖骨、肋骨等有生腫脹者，即無此等腫脹，亦當試行按捺，探其是否發痛，痛則必然發覺、

四　口腔及咽頭口腔　如口唇、頰、舌、扁桃腺諸部，必有糜爛面、潰瘍、護膜、腫脹、頭蓋之[illegible]孔等、

五 鼻腔 其最特異之症候，莫如白、中隔穿孔，然在第二期，往往侵入柳姬、潰瘍、而發臭氣為多、

六 肝臟 有發腫脹便閉及不甚豐白，有於脈發紅影或黏液者

（乙）豫後

梅毒之豫後，甚難揣測，惟前此期之影响，不可不注意及注意左列諸項，其禮益識非淺鮮，謹照録之、

一 梅毒為不治之疾病，然亦可治其根本、

二 原發病之狀態若何，於與關於豫後、

林桂林作

三　第二期以前行充足之驅梅法、其豫後得之多佳良

四　全身之淋巴腺腫脹、顯著者、大半為重症、間有明係奔馬梅毒、而腫脹轉輕者、

五　第二期發少數之蕃薇疹、或丘疹者、其豫後概良、發膿疱疹者、症候較重、

六　經過迅急、而發奔馬梅毒者、豫後險惡、

七　梅毒性局處疾患發生徵兆、即應醫治、豫後概良、如放任之、則局處之豫後不良、病在重要之內臟、且有生命之危險、

八　患者第三期之皮膚粘膜骨骼等、護膜腫、豫後固屬無妨然

一十

存內臟、則多不良、

九　身體強壯者良、只無虛弱及嗜酒之人、或年五十者、與小兒概為不良、

十　有疥癬脚梅淋疾等、合併病者、俱不良

患梅毒者、婚嫁之期限、殊難決定、因其究竟已否愈全、與第二期之長短、俱不能豫料故也、大約染梅毒之後、至少須三年以上、方可婚娶耳、又在婚娶之前、須行有力驅梅法、若已患睪丸梅毒腦梅毒等、與第三期之重症者、永禁婚娶、是又不可不注意者也、

第九節　梅毒疑似之特徵

得着梅毒的時候、現出的徵候如下、

第一期梅毒　在最初感染梅毒的時候、並不是立即在身體上現出變化、照着普通的情形、在房事的時候、陰部有了微小的擦傷、于是梅毒的病原菌、便從這個小傷口、侵入身體的內部、大約經過三星期、那個地方便次第硬化了、這種硬塊、名為硬性下疳、(又名初期硬結、俗稱疳瘡)

甲　硬性下疳　得着硬性下疳的人、若是立即治療、便容易治愈、只是有許多人、都以為這種疳瘡、乃是可恥的事情、于是隱瞞着放任着、不去求醫診治、硬性下疳、在初期的時候、形狀却似小至一般，或則成為小水泡，到了後來，漸漸次第加大，周圍更見堅硬。它的數目普通是一個，又往往同時發生幾個。發生的部位，多是在身體的陰部，男子是生在龜頭外，尿道口，繫帶包皮上，女子是生在大小陰唇，陰核，和子宮外口等處。

乙 陰部以外之下疳 陰部以外的下疳，乃是生在陰囊陰阜，大腿的內側，或是因為接吻，而生在口唇，前額，頰部，眼的周圍，鼻部，耳，舌，口中等處。還有的保姆，因為哺乳了有毒的小兒，而生下疳在乳房上。有的醫師產婆，因為診療有梅毒的病人，而手指头上，發生了疳瘡。

花柳科

這種硬性下疳、若是用適當的治療、還容易治愈、但是治療下疳和治療梅毒、乃是兩種事情、下疳雖然治愈、梅毒卻未必除去、若不用根本的治療梅毒的醫術、只是用治療下疳的方法、那末下疳雖然全愈了、梅毒仍舊在全身迴轉。

感染着梅毒的病人、若是只受了下疳的治療、而沒有受了梅毒的治療、那末大約在房事之後、經過一個月、身體上的淋巴腺便要完全腫脹、尤其是股上的淋巴腺、腫脹的很大、成為橫痃、這種從硬性下疳而發生的橫痃和從軟性下疳而發生的橫痃、卻是不同、雖然生着這種橫痃、卻沒有疼痛、做了不潔的房事以後、經過了兩個月、身體很是疲勞、食慾不振、從黄昏到夜間、感覺頭痛、時時發熱、病人的心身、有非常不安的狀態、這就是梅毒的病原菌、隨着血液循環到全身的證據、從這時起便要進入第二期梅毒的境界了、

第二期梅毒

甲 薔薇疹 進入了第二期梅毒的境界、發生全身的痛苦之後、皮膚的上邊、便生出淡紅色的疹子、這就是薔薇疹、

乙 豆疹 患梅毒的人、生了薔薇疹之後、又要發生豆疹、這種豆疹、多是生在胸腹部的上面、形狀如粟粒、大的都似小豆一般

考核者

般這種丘疹，又有的要生顏面，尤其是在平行于髮際的前額口鼻眼的周圍等處發生出來，它的發生期，是在感染梅毒之後三四個月之間。

丙　膿疱疹　膿疱疹生在陰部、肛門周圍、乳房之下、腋窩、指趾、耳後。口角等處，現出邊潤的隆起，又在患着梅毒重大症狀的人、感染之後，約過三個月之後，身體有顯明的衰弱現象，膿疱疹和丘疹，還沒有治愈，卻已經變成了膿疱疹。此等丘疹和膿疱疹，雖然受着治療梅毒的醫術，到了一定的時期，也會自然消滅。這種發疹的特徵，是毫不痛癢，也無疼痛（但是膿疱疹都也有疼痛的事情）因為這個緣故所以有若干患病的人自己還以為沒有受着梅毒過了一定的時期、前述所說的丘疹薔薇疹、和膿疱疹等又要再發出來這種疹的再發、大約要反復着經過二年之久方才不再發生

第三期梅毒　傳染梅毒之後、大經過三年、以至五年有的要經過二十年之後、方才在骨眼球腦神經睾丸和其他一切的臟器上面、發橡皮腫、從最初感染梅毒的時起、大約經過三年、直到發生這種橡皮腫的時期為止、叫作第二期梅毒、從發生這種橡

皮的梅毒起（就是感梅毒之後大約經過三年）直到經過了幾年叫作第三期梅毒

上邊所記述的、乃是普通的梅毒經過的情形、但是一切的梅毒並不是必定依着那種規則、完全有正確的經過情形、都有種種的變化我們診察了多數的梅毒病人、便可知道各種梅毒經過情形是有不同的

急性梅毒　有的梅毒病人、在感染着梅毒之後、三年以內、正當着第二期梅毒的時期、卻已經發生橡皮腫、現出第三期梅毒的症狀、從來這[illegible]病有這種急性梅

毒、所以在實際上、要明瞭的區別診斷各梅毒的時期、便很困難了。

潛伏梅毒　又有一種患潛伏梅毒的病人、發生無痛性横痃、毛髮次第脫落、有的時候皮膚上現出梅毒性白斑、又有起咽頭炎聲音嘶嗄、股上的淋巴腺腫脹起來、尤其是最近的時候用「薩爾法散」的人很多、患第一期梅毒的病人因為注射了「薩爾法散」便可在應當起第二期梅毒的徵候的時期、毫不發生何種的徵候、這種經過的情形、便是潛伏梅毒的現象、

在患第一期梅毒的時候、施行了根本的完全治療法、當然是不

再發生第二期的症狀了，但是第二期梅毒之病人，受不完全的治療、這種梅毒便變成了潛伏梅毒、進入第二期中並不發生何等症狀、到了第三期、或是第四期、卻又發生可恐怖的全身變化、病人有了這種情形、乃是最不幸的事情。

第四期梅毒　第四期梅毒中間、有麻痺狂、脊髓癆等症、又有的學者、把梅毒性動脈硬化症、動脈瘤、惡液質等、歸納入第四期的梅毒裏、第四期梅毒的時期、是從感染梅毒之後、經過八年、以至十二年之間、發生出梅毒的症狀、最多的時期是經過十五年、

甲　麻痺狂　患麻痺狂病症的人、大多數是和梅毒有密切的

關係、得着梅毒的人、並不是一定要患神經病、但是得着梅毒的人若再有了精神的過勞感情的興奮、沉溺于酒、荒淫于色、腦受外傷等第二種原因那末便要發生名為麻痹狂的精神病了、發生該病的人、多是三十歲到五十歲的男子、得着本病的小兒多是因為受了遺傳梅毒方才有這種病症、

脊髓癆　脊髓癆和梅毒、也有很深的關係、這種病症的原因乃是從家族的素質脊髓的外傷精神的過勞等而發生的、生這種病的人要算三十歲以至五十歲的男子最多、受着遺傳梅毒的小兒也常有發生本病的事情

花柳科

得着這種疾病的人、在最初的時候、下疳發生處、都似被針所刺一般、手指感覺麻痹、又像被螞蟻所咬、步行運動、很是困難、又有的人因為得着這種病以致目盲、其次耳便不能聽見聲音、下半身發生麻痹、最後的時節、全身完全麻痹、便要死了、

治療前症的方法是以內科的治療為主、但是現今的療治卻未有特別顯明的効力、

綜上所述梅毒之症實為險惡、然人如何能知已罹梅毒須自己知道得着梅毒的時期、多在行房事的日子起、經過一個月左右、這個時節、若是陰部生出硬性下疳（硬的瘡瘍）便可知道這種梅

十八

毒是從什麼人傳來的

有些人全然不知感染梅毒之事、其得着梅毒的人雖然發出硬性下疳、却只是小硬結、並不成為潰瘍、或是發生色皮疹、（陰莖亚糜爛腫脹）病人自己以為是淋濁、並不知道已經感染着了梅毒、又有些人在陰部以外的地方、發生硬的瘡、陰部方面却不發生什麼感染的徵候、或是女子的子宮口、發生硬性下疳、該女子只覺着有白帶從子宮流出來、却不知道已經得着了梅毒

第十節　梅毒之療法

醫治梅毒之法、有局所療法、及全身驅梅法、局所療法必用慎重

之糜爛、萬不可因循自誤、即如被梅毒原發症、行局所療法、其症候即可散、然其是否完全能杜絕、則得預防危險之續發症也、

第一原發症　發生未久而又在包皮陰莖皮膚大陰唇小陰唇面部身體等處者、宜用割除法、間亦有不可割除者、或不能用割者、在冠狀溝龜頭尿道及子宮粘膜者、宜用腐蝕法、或注射法、切忌割除、（若在龜頭冠狀溝尿道等、亦有不得已而用開割者）若經時已久、如有硬結宜搽水銀軟膏、或貼水銀硬膏、在子宮膣部及粘膜者、用水銀膣球、或塗[illegible]、兑精昇汞水、在尿道者、用製成錠狀之水銀硬膏插入、在口腔者、須用[illegible]水含漱、其他各部、已現潰瘍

面潰部用昇汞水、硼酸水、石炭酸水等洗滌、再用沃度仿謨、沃度仿謨、撒世亞沃度仿謨錦歇等、加繃帶縛之、潰瘍甚者、可用黄降汞軟膏塗敷如急性炎等症、亦有用對症藥治療、而施冷罨法者、

第二淋巴腺腫脹、　宜塗灰白軟膏或硬膏、除行此全身驅梅法外、須兼服沃度等解毒藥、

第三面部及手之部疹　宜於夜間塗白降汞軟膏或貼水銀硬膏、促其吸收、發於他部、但行全身療法

第四頭部小膿泡腫　宜用白降汞膏、或黄降汞膏、日塗二三次、

第五扁平濕疣、　當隨其濶之甚否、與其所在之如何、一日用水

洗滌數次，洗後以食鹽水潤之，撲以甘汞，正貼錦花。

第六手掌及足蹠乾癬　須貼水銀硬膏，其極頑固者，用昇汞古魯膏謨。

第七護膜腫　未破潰者，莫妙以水銀硬膏，或軟膏，則雖大亦易消愈，倘起波動，亦行此，亦能吸收，故切不可輕易開割，已潰者用治潰瘍法治之

第八潰瘍　當先洗滌患部，撲以沃度仿謨，或沃度兒等，加繃帶，若蔓延加大，全身四肢，須用苛性加里擇腐蝕，左口腔以硝酸銀擇腐蝕。

第九口腔咽喉腔粘膜　此等處如有疾病、即禁止吸烟、用鹽水頻頻含漱、塗搽依的兒昇汞、一日一次、如尚不效、塗塗布外更以硝酸銀棒觸患處、每三日至六日一次、如小兒患者、用單寧酸甘油塗之、

第十鼻黏膜　如患此、須洗滌清潔、塞以甘汞綿花、或沃度仿謨棉花、即停止吸烟、

第十一喉頭梅毒、以單寧酸、沃度、明礬等溶液吸入、仍以水銀軟膏塗擦喉頭外部、或貼用軟膏、或塗沃度丁幾、俱有效、

第十二直腸梅毒　用直腸鏡窺之、將患部呈露、或插入坐藥、

第十三　膣及子宮頸部　如為第二第三兩期症候，當如原發病之局處療法，

第十四　骨骼關節筋肉病　當以沃度丁幾、灰白硬膏等。

凡行局所療法者，必兼施終身驅梅法，然係毒症候，總之不外灰白軟膏、及硬膏，內服則不外沃度等劑，惟用之得當與否，而已至如何用法，須從經驗上施行。

中醫程次明曰：男女交媾，固人生之樂事，發生梅毒，乃人生之痼疾。究其梅毒之來，由於娼妓多夫，送舊迎新，夜夜銀河，以致胞宮不潔，加以慾火熏灼，精血宿濁，積多釀毒，交媾之間，乘男子泄精

之後精室空虛，毒氣乘隙而入精室，即中毒矣。內經所謂「邪之所湊，其氣必虛」亦如傷寒病後陰陽易症之類也（易如交易之易，以彼易此，謂男子傷寒病後，餘邪潛伏精室，與女子交合，邪中於女子之胞宮，則女子得病，名曰陽易，謂陽病易於陰也。女子傷寒病後，餘邪潛伏胞宮，與男子交合，邪中於男子之精室，則男子得病，名曰陰易，謂陰病易於陽也）惟陰陽易之病，雖無發外楊梅之毒，同係男女交媾，由胞宮精室傳染之病，仲聖主以裩襠散治之，男病用女之裩襠，女病用男之裩襠，取一方寸煆灰末服，其義以濁引濁，引毒仍從原路下出之妙法，故引以此喻。觸類旁通，從人辨明其意不知變通化裁、棄而不用、甚為可惜、推而廣之、則梅毒之傳染、亦猶是耳、亚不妨借用此法、較為便捷、如萬一訪不到女人之褌、以人中白兩頭尖代之、

故梅毒之傳染、有精化氣化之別、精化者由宿娼挾妓、毒從精竅而入、發為梅毒、倘男子發生梅毒、與女子交媾、毒隨精流、射入胞宮、發生梅毒、皆像精化之病、豈非是陰陽易證之類也、氣化者、或從口鼻吸入、或從坑廁熏入、或從床榻沾染、或係氣化之病、情精化傳染、病深而重、治療頗難、氣化傳染、病淺而輕、治療較易、大凡少年性急、一染梅毒、欲求速愈、不顧後患無窮、服昇汞倒提之藥

將毒提上，從牙縫中泄出臭水，下部腫痛頓消，病者大喜，以為病愈，信乎痧醫技神效速，雖費鉅金，而不之惜也。詎知倒提之法，非根本治療，濕熱與痧毒未盡去，逗留於精室，潛藏於膜原，壁壘[illegible]賊，潛伏，一旦暴發，勃不可遏，竄擾臟腑（膜原即俗三焦，包裹五臟六腑，經絡貫通）莫不受其蹂躪，此時病變無窮，横痃癰瘍梅毒骨爛，形容敗破，痼疾終身，欲蓋彌彰，悔之晚矣。茲就經驗結毒良方錄之於左，以備採擇焉。

列方　土茯苓二兩　銀花四錢　生錦紋三錢　土木鱉（打去殼）三個　川連六分　丹皮三錢　肥皂核三枚　川黄柏鹽水炒四錢　黑梔子

花柳科

三錢　透骨草一錢四分　漢防已三錢　生苡仁八錢　人中白六分　両頭尖五十粒　綠豆一盅

方解

土茯苓、解除梅毒要藥，大黄攻毒從後陰而出，木鱉攻毒從丹田而出（在男子即精室，在女子即胞宮），連柏丹槐瀉三焦君相之大毒，防已、苡仁開泄三焦水道，肥皂核善治瘡，透骨草乃鳳仙花梗，功能透骨節間之毒，銀花、綠豆從殺毒菌，人中白、両頭尖引毒仍從原路下出也。此方治結毒有效，倘服過何種藥變成壞症者，服之有特殊功能。其中大黄三錢，服後大便不瀉，可增至五錢為度。結毒重者，有服至數十劑始見效驗，此為根本治療愈後不發，莫計其功效之暖焉。

不完全治療後之梅毒　治療梅毒之時期甚長，有許多患梅毒的的人對於求醫治療往往半而廢，像此種病人只受着不完全的治療，似舊把梅毒留在體中，當時表面上雖然似乎性病已經治愈了，但是到了後來，往往變成神經梅毒，發生癡狂、脊髓癆等，很可恐怖的神經病。

梅毒之完全治療法　看前邊所記載的事實，可以知道要把梅毒完全治愈，乃是很難的事情，那末我們究竟要用什麼良好的

花柳科

方法方能將梅毒完全治愈、這種問題、在維持國民的健康方面是最重大的若欲解決這種問題達到這種目的、必須患梅毒的病人和治梅毒的醫師同心協力、依着前邊所説的治療法不畏艱難堅持到底以期把梅毒完然治愈方無後患

第二章

軟性下疳

平常的俗人把硬性下疳和軟性下疳、混叫作疳瘡、不能把他分別清楚然而硬性下疳是在梅毒的初期發生的、至于軟性下疳却和梅毒沒有關係這種軟性下疳乃是依着季尤克來氏所發

見的連鎖狀桿菌而發生這種事情是前邊已經說過了病人在行不潔淫房事之後經過了二日以至五日男子的包皮龜頭陰莖的背部以及尿道口等或是女子的大小陰唇處女膜根部尿道口陰核子宮外口等處因爲較連鎖狀菌侵入便要發生潰瘍很是痛癢

第一節　軟性下疳之症狀（疳瘡及橫痃）

生着軟性下疳的地方，那種潰瘍逐漸從疳瘡的周圍進入深部，瘡的底面，罩着灰白色的苔皮，倘若剝開了，便容易流出血來，分泌的膿汁很多並且傳染之力很大因爲這個緣故所以這種疳

右本頁　二十五

瘡，生出一個之後，它的膿汁附着在附近的地方，那末附近的地方也要生出這種瘡發來、瘡瘡的數目逐漸增加到了後來，使生出許多瘡發來了

梅毒性的硬性下疳，却和軟性下疳不同，大概是只生一個，像軟性下疳那樣生出多數來的症狀，在硬性下疳方面是極少的

軟性下疳的病原菌，侵入致鼠蹊部，那末鼠蹊部的淋巴腺便要發紅腫脹發炎，後來化成膿汁，這種病原菌只是侵犯淋巴腺，並沒有傳播到全身的事情，因為這個原故，所以說這種軟性下疳並不是全身的傳染病，看了這種症狀，便可知道這種軟性下疳的

病症是和黴毒大不相同的

第二節　混合下疳

混合下疳是病人在同一時候，感染了軟性下疳菌和梅毒病原菌發生出來的病症。該當病人在行了不潔淨的房事之後經過了一二日，便在身體的局部，發生很小的潰瘍，這種潰瘍很是疼痛，逐日加大，並且要漸漸侵蝕到深的地方，在起初的時期，瘍面罩着灰白色的膿汁狀被膜，過了三四個星期之後，這種潰瘍逐漸痊愈，當此第二纖維發生，用手指把它捻着加以壓迫，便可知道它是很硬的，或是潰瘍在將要治愈的時期，潰瘍的邊緣已經逐日增加硬度到了極、來潰瘍的全面便硬而十分堅固、或為初期硬結、硬性下疳、像這種軟性下疳、在不容易治愈的時候、已經逐漸變硬、便是混合下疳、

這種混合下疳、在最近的時代、非常的增加、背來只生單純的硬性下疳或是單純的軟性下疳的人是很少的了、這種混合下疳在現今時代的病人中、可佔着大部份、實在是很可注意的事情

第二節　化膿性橫痃

化膿性橫痃、又名有膿性橫痃、這種病症是從軟性下疳發生的鼠蹊淋巴腺的炎症、發炎的原因是因為過度的勞動或是拙劣的

若療而發生的，在起初的時節，使用注射消炎劑，就是「亂克體德」，病人的身體，十分安靜，便可不用手術把它治愈，到了炎症已經達到高度的時候，發炎很是厲害，有了化膿的傾向，便要從速使用淋巴腺摘出手術，施行手術的時候，須要把化膿的淋巴腺和起炎症的淋巴腺，完全除去，倘若沒有把它除盡，便有再發的顧慮、

第四節 類似軟性下疳之疾病

(一)陰部小水泡

陰部小水泡，是在病人的陰部生出小水泡來，病人自己毫不覺着疼痛和瘙痒，該水泡破了之後，過不多時便痊愈了，好了之後，却又要再發生出來，這種水泡，雖然破了，却也

不會像下疳那樣潰到深部。

(二)疥癬　這種疥癬多是生在陰部的，它雖然要變成米粒大的水泡或是丘疹，但是決定沒有潰瘍的事情，生了這種疥癬的病人到了夜間雖然很是癢癢，卻完全沒有疼痛，除了陰部以外並且在手指縫間腋窩下腹部等處也要發生許多同樣的疥粒出來。

第五節　膀胱炎

(甲)急性膀胱炎之症狀　淋菌從尿道侵入膀胱中間，便要發生膀胱炎，其症狀是尿意頻數，小便的回數每日在二十回以上，放尿之後從下腹部起直到尿道發生疼痛，所排出的尿液尿色很紉不及健康的緣故粗，病勢厲害的時候，因為疼痛太甚，以致排尿的事情發生困難，又照着普通的情形，因為尿液中間混着膿汁，所以要現出白色的濁質，有時並且要流出血尿來，

(乙)慢性膀胱炎之症狀　慢性膀胱炎是只在尿液中間現出混濁顏色，在病人自己也不覺着痛苦，然而這種病非但不容易治愈，並且因為感冒風寒，飲酒過度或是在治療的時候，被插湯的器械弄傷等等情形，便容易再發作起來，仍舊現出急性的症狀，

(丙)急性膀胱炎之治療法　急性膀胱炎的治療方法是嚴禁有刺激性的食物，多飲牛乳，在下腹部施行溫罨法，溫水坐浴，或是

花柳科

全身添、使大便通利、其他的方法是注意衣服的厚薄、以免感冒風寒、在發生急性的病症最、好住在醫院裏使身體絕對的安靜倘若不請高明的醫師用適宜的療法、那末這種急性的膀胱炎便要變爲慢性的病症、想要把他治好、却是要費長久的時日了。

(丁)慢性膀胱炎之治療法　生着了慢性膀胱炎的病人最宜的治療之根須要用療養之法、夏天要住在山間或是海濱、冬天要還居在溫暖的地方、又飲用溫暖的鑛泉也是最相宜的

第六節　軟性下疳之治療法

輕的軟性下疳、只要經過幾日、便能治愈、惡性的軟性下疳却不

容易治愈、並且要繼續着發生橫痃、化膿潰瀾、對于軟性下疳、可以使用石炭酸腐蝕法、或撒佈黃碘粉塗佈軟膏、元來軟性下疳對于熱的抵抗力很小、所以可可把百分之一「利瑣爾」水燒熱之後洗滌患部或是把殺菌藥的溶液燒熱之後灌注創傷面可有功效○對于橫痃可以把冰囊放在它的上面對于已經化膿的橫痃須要用刀在它的上面穿一個小孔擠出其中的膿汁、注入藥液、倘若其中有化膿可用外科的切開法將化膿的膿摘出

第三章　淋病

(甲)急性前部尿道淋疾　得着淋病的人在行不潔淨的房事之

後到了第三日、以至第五日、便要覺着尿道口和尿道的前部十分瘙癢、或是非常的熱、在外道口上附着透明的液體尿道口紅腫、並且被粘液粘着、用顯微鏡檢查這種粘液可以看見它的中間有膿球和淋菌、這種粘液性的分泌液混在被排泄的尿中逐日增加、到了感染七日以至十日、便流出許多膿來、甚至龜頭和包皮現出浮腫的形狀病人在排尿的時候、感覺非常的疼痛在重的淋病方面、淋菌從陰莖背部的淋巴管侵入、便要發生淋菌性發炎、橫痃

經過了兩星期左右這種激烈的症候會是繼續着進行的、經過了

覺三星期，尿道的炎症，次第減輕消滅，撒尿的時候，也不很疼痛，有時和陰莖勃起等症狀也是很少的，尿道內分泌液，只有少許濃汁十分稀薄，另有黏液，經過了六星期左右，尿道的分泌液中便不能證明有淋菌了。

像這首段所說的情形，繼續沒有把淋菌完全治愈，但是過了四五十日之後，膿汁和黏液的流出，也會停止了，排出的尿是透明的了，雖然尿中仍舊混著淋系，但是病人完全不覺著痛苦，自以為是淋病已經全愈了，所以有許多患淋病的人，只是服用不相干的藥，到了這個時候，便要誤把不相干的藥，當作很有功效的藥

品自以爲是用這種藥品把淋病治愈了，

其實得着淋病的人，就是不用什麽治療方法，但是經過了前邊所說的時期，也會在表面上現出自然治愈的狀態，不過這種狀態卻不是真的治愈，倘若病人行了房事，做了劇烈的運動，飲酒或是吃多量的辛香食物，那末早晨起來，便要覺着尿道口有被壓迫之感，重的流出許多膿來，輕的流出一二滴的粘液膿，又現出前邊所說的急性淋病的症狀

淋病的病原菌，並不是只侵犯前部尿道，得着淋病之後，若是放任着不求醫治，那末這種淋菌，便要從前部尿道，越過外括約筋

侵入後部尿道，甚至尿道黏膜的全體，都被病菌侵犯，後部尿道被淋菌侵入之後，因為那個地方和攝護腺、精囊、副睾丸、膀胱等直接相通，所以此等器官亦要發生炎症，甚至現出重的症狀。

（乙）急性後部尿道淋疾　淋菌侵入後部尿道，發生急性後部尿道炎的時候，便要現出尿意頻數的症狀，一晝夜的時間，排尿的回數有十回以至二十回之多，甚而至于一小時間有排尿幾回的事情，並且放尿之後，還要現出尿道和下腹部有不快之感的特徵，倘若淋病的病原菌很緩慢的從前部尿道，侵入到後部尿道，那末這種特有的症狀，便不現出來。

存根李　　三一

（丙）後部尿道炎如何發生乎　照着普通的情形、淋病的病原菌、是從前部尿道、次第遷到後部、既然發生過後部尿道炎之後、若再感染了新的淋病（前部尿道炎）便容易發生後部尿道炎了又治療淋病的醫師若是使用手術不熟練、也有把淋菌送到後部尿道、發生後部尿道炎、又患淋病的人、因為飲酒房事過度遺精激烈的動作、注入强刺激藥等、從前部尿道炎變成後部尿道炎

（丁）知慢性後部尿道淋之法　要知道是否慢性後部尿道淋、可以用下邊的方法、在早晨起床的時候、預備兩個玻璃杯先把全尿的三分之二、排泄在第一個玻璃杯裏、再把其餘全尿的三分

六、一排泄在第二個玻璃杯裏，若是看見第一個玻璃杯裏的尿液溷濁不清，第二個玻璃杯裏的尿液是透明的，便可知道這種尿道炎只是在前前部尿道發生的。倘若第一個玻璃杯裏的尿液十分溷濁，第二杯裏的尿液也稍微溷濁，便可知道這種病症已經蔓延後部尿道去了。倘若第二個杯裏的尿和第一個杯裏的尿相同，全是十分溷濁，那末便可證明這種病症，非但是前後兩部的尿道炎，並且病人的膀胱也被菌侵入了。這個時候當然要有膀胱炎的症狀。

看了前邊所記載的事項，可以知道行了不潔淨的房事之後，經過幾日，便從尿道中間，排出黏液或是膿汁樣的分泌物，倘若病人忽略放任著，不求醫藥治療，那末尿道口的炎症，和膿汁樣的分泌物，便要逐日加重，並且放尿的時候發生疼痛，有了這種病徵，便是成了初期淋病。

（戊）世有將淋病而尿液溷濁之事乎？從尿道口，排出黏液或是膿樣的分泌物，尿液便要溷濁不清，這種尿液不清的病狀，並不是淋病所獨有的，除了淋病之外，使尿道中間，或是因為手淫等過要從尿道裏排出黏液，或是膿樣的分泌物，但是因為淋病以外的疾病發生的尿液溷濁的現象，卻有兩種和淋病大不相同的異點、那兩種異點如下第一種異點是淋病的尿道分泌物中有淋菌別種原因的溷濁中都無淋菌、第二種異點是淋病的尿液溷濁、乃是行了不潔淨的房事而起別種原因的尿液溷濁、卻不是從不潔的房事發生從別種原因而發生的尿液溷濁、名為單純性尿道炎、

有的病人因為尿液中間、含有鹽類、也有尿液溷濁的現象這種區別、是很容易辨明的、有經驗的醫生、不必用特別的檢查方法、只要用肉眼觀察、也能辨別清楚

又有一種名為細菌尿的疾病、那種尿液、也是溷濁不清的但

是用肉眼看了那種尿液也容易弄錯和淋病尿的異點、若用顯微鏡檢查、更是一目瞭然了、因為腎臟或是膀胱的結核和其他的炎症也有尿液溷濁的現象、但是用檢查的方法、便容易得着確定的診斷、

(己)慢性淋病如何發生乎　患急性淋病的人、倘若不即治療、或是没有把該病完全治愈的時候受了外部的刺激例如飲酒太多房事過度入水游泳等、便要再發淋病、或是再感染着淋菌以致變成慢性淋疾、

發生慢性淋病的時候病人自己並不覺着痛苦、只是在早晨起

床放尿的時候可以看見從外尿道口排出薄黄色乳狀的分泌物（膿）、這種膿液有的時候、也要自然而然的從尿道口排出一兩滴來、有的時候須要壓迫陰莖方才流出這種膿液來、故尿的時候、雖然沒有疼痛、却是有瘙癢的、倘若在早晨起床的時候、把尿液瀉在透明的玻璃杯裏、詳細察看、便可看見有微絲浮游在尿中、

（庚）淋系為如何之物乎　甲粘液系　乙粘液膿汁狀系　丙膿系、

這種淋系、可分三種、第一種是只從粘液而成、名為粘液系、第二種是比粘液系稍微粗一些、在尿液靜止的時候是沈在器

底的、用顯微鏡观察、便可以看見粘液的上皮、和僅少的膿球、這類細線、名為粘液膿汁線、第三種是分量較重、沉澱在器底的、用顯微鏡观察它、看見大部分的膿球、粘液卻是極少

此等淋線、成為細小的點狀、或是線狀（一）或是雲絮狀浮游在尿液中間、慢性淋疾的淋線、是從尿道內的種種腺中分泌出來的、

若要檢查合併後部尿道炎的慢性淋疾、可以在早晨起床的時候把全尿分作兩分、放在兩個玻璃杯中間、詳細觀察、便可看見第二個杯裏的尿中、淋線物別的多、線狀的淋線、也有多數

浮游在它的小陽、又在攝護腺的開口部附近存留着炎症的時候、使要發生尿意頻數的症狀、尤其是在行房事和大便之後、更加厲害、又在行房事將要射精的時候、尿道發生疼痛、往往惹起陽萎的早洩、甚至陷于生殖器性神經衰弱、以致有精系肛門的刺痛、腰部的痠痛、會陰部的濕感或冷感、胃腸障礙、頭痛、憂鬱、心悸亢進等症狀、

(辛)男子淋病之合併病　淋男子的淋病、非但發生在尿道中間、並且要蔓延到和尿道相通的各處、惹起淋菌性的各種變病如下：

一　攝護腺炎及攝護腺神經症　淋菌侵犯後部尿道的時候、

花柳科　三

病症雖然有輕重的差異，然而大概是攝護腺也要發生炎症，尤其是發生攝護腺炎的時候，尿液幾乎是透明的，其中的淋絲菌，完全不能認識出來，在這個時候，若採取攝護腺液，詳細檢查，便可看出它的中間有許多膿球，用藥水培養這種膿球，便往往在它的中間發見淋菌。

發生慢性尿道淋病的時候，淋菌是潛伏在攝護腺中，病人在早晨撒尿的時候，尿液是透明的，並且不覺着痛，若往往在表面上看來，似乎淋病已經全愈了，其實潛伏在攝護腺中的淋菌，得到相當的時機，是要重復發作的。

二 慢性淋菌性攝護腺炎與淋疾之再發　患者慢性尿道淋病的人，倘若只治好尿道淋病，並不治療攝護腺，那末這種病人，到了後來，往往要因為感冒、發熱、飲酒太多、房事過度等原因以致再發淋病，並且這種病人的攝護腺中的淋菌、又有傳染給婦人的危險。

（五）攝護腺為何主物乎　攝護腺是只生在男子的身上，女子方是沒有的，男子在幼少的時候，這樣攝護腺是不發育的，到了思春期，便迅速的發育了，到了老年，攝護腺的本身雖然不至發達，但是攝護腺的周圍的組織，却更加增殖，次第變大，最大的

[illegible]

攝護腺組織有的太過肥大，這種組織過大，已經成了一種疾病，這種病症，名為攝護腺肥大症。

一 攝護腺之位置 攝護腺的位置，在尿道中間，接近膀胱的地方。若把手指，從肛門插入，那末手指的尖端，可以觸着攝護腺，覺着攝護腺的大，和栗子相仿。

攝護腺的分泌液，形狀和牛乳相同，把它放在顯微鏡下，檢查，便可看見它的中間，有上皮細胞，以粉狀的小體（名為粟起體）小體，和膿球，在人體健康的時候，膿球是極少的，只有「來起體」小體，佔着大部分，但是發生攝護腺炎的時候，膿球卻有了大多數，

三

本來所有的睪趨細小體,全被膿球侵蝕,炎症達到高度的時候,它的中間,便只有膿漿,其他的成分,是完全沒有了。

二 攝護腺之作用 人體在健康的時候,從攝護腺所分泌的液體,能保住精蟲的生命,就是在精蟲將要死亡的時候,這種攝護腺液,也有使精蟲復活的作用,所以這種攝護腺液和精蟲,實在如水和魚,有密切的關係,倘若精液中間,沒有攝護腺液,那末精蟲的生活力,便失去了,因為這個緣故,所以患淋病的人,有了高度的攝護腺炎,便要惹起不姙症。

三 攝護腺之種類 患淋病的人,所發生的攝護腺炎,也是依着疾病的程度，而有種種的症狀，加答兒性攝護腺炎是最輕的病症，濾胞性的攝護腺炎是稍重的病症，實質性的攝護腺炎是最重的病症。發生急性的攝護腺炎的時候，醫師用手指從肛門去探它，便可知道它的腫大是很顯明的，它的壓痛是很厲害的，病人自己覺着疼痛很厲害的時候，往往發生小便不通的症狀，病症較輕的時候，也要覺着肛門和會陰部有壓重之感，發生急性的實質性攝護腺炎的時候，發熱和疼痛是很厲害的，並且食慾不振，有排尿的障碍，大便的時候最是苦悶，倘若不用適當的治療方法，那末病人的攝護腺便要化膿，以致變成重症

（癸）女子淋疾

一　被淋菌侵犯之器官　女子的淋病，侵犯到尿道的時候還少，最多的是淋菌侵犯膣部，子宮頸以及卵巢和輸卵管等處，其是女子因為種種的關係，生了淋病，往往隱瞞着，不肯立即請醫師診察，等到病苦不堪，萬不得已，求醫診治的時候，淋菌已經是侵犯到宮子和它的附屬器官（喇叭管，卵巢）了，從解剖上看來，女子的尿道很短，並且是彎曲的，縱然被淋菌犯侵了，那種症狀也是不很顯明的，至於淋菌侵犯生殖器的症狀，却很劇烈。

二　急性淋疾　女子的急性淋病，到了激烈的時候，子宮的全部，都被淋菌侵犯，便發生了急性内膜炎，因為這個緣故，便要全身發熱，腰痛，子宮胞大而且落痛，其次從子宮腔裏流出普通膿汁，和血性膿汁，

三　慢性淋疾　女子患慢性淋病的時候，陰部的分泌物非常之多，便成了流出多量白帶的病症，尤其是在月經來的時候，白帶更多，有的時候，又在月經將要來到之前，發生疼痛，一般的疼痛，或是腰部有牽引的疼痛，因為這個緣故，纔就有了妊娠，也多要發生流產的事情，幸而分娩了，產後病也是很重的，有的時候，在生產之後，下腹部很是疼痛，既不能運動，也不能行房，常[illegible]上

月經錯亂，神經過敏，往往變成歇斯的里精神病、

四　女子淋病的診斷　女子在發生急性淋病的時候，膣尿道陰唇等處的炎症，雖然很是顯明，但是要證明該症是因淋菌而生，卻也很是困難，因為尿道等處的膿汁中間，除了淋菌以外，卻有許多似淋菌的細菌，存在他的中間，在顯微鏡下想要證明淋菌，更是極困難的事情，因為這個緣故，所以要診斷女子的淋病，都不是簡單的事情，然而女子的淋病，大概是從男子方面，傳染而來的，所以先檢查該婦人的丈夫，有無淋病，她的子女，有無膿漏眼的病症，再檢查從他的子宮口，流出來的膿汁，粘液和其他

子宫的附屬器官的疾患，便容易診斷了。

婦女患了急性淋疾性尿道炎，便要時時有輕度的惡寒發熱，和不愉快的感覺，放尿的時候，尿道中間又有疼痛和灼熱之感，外尿道口，紅腫脹起，尿道的粘膜，往往翻轉到外面，用顯微鏡檢查該膿汁，大概可以證明，該膿球中確有淋菌。婦女患慢性淋病的時候，只可把尿液的透明與否為標準而決定該病症是慢性的。除此之外，並沒有别的方法。

女子淋疾之合併症　婦女的淋疾，到了幾次治愈的時候，倘若便廢止了治療，那末過不多時淋病便要再發起來，氣發的時候，在小陰唇的内下方膣口部，處女膜痕的外部，可以看出有無痛的硬固結節，用手指把它壓迫，便從它的中間，流出乳汁狀的分泌物來，在這種分泌物中間，有許多淋菌存在着，

這種病症，名爲慢性巴爾托林氏腺炎，在表面上，雖然似乎已經把淋病治好了，但是，過了許多的時候，這種病根，仍舊存在，遇着了相當的時機，便要再發起來，並且婦女的這種病，很容易傳染給男子，所以在檢查女子的淋病，是否完全治愈的時候，須要把這種慢性巴爾托林氏腺炎的有無，精細檢查，以免後患，

子宮内膜炎　女子的喇叭管，若被淋菌侵犯了，便要發生和

痛一般的疼痛，又有發生持續性月經性出血的事情，並且在相同的時候，還有子宮和子宮粘膜的病症，倘若子宮和子宮粘膜病勢劇烈了，那末喇叭管炎的特有的症狀，反被那種症病罩住，却不顯明的現出来。

卵巢炎及女子不姙病　婦女的卵巢被淋菌侵犯了，便要發生下腹部的限局性疼痛，若以手指壓迫該部分，病人便感覺壓痛，又在月經來潮的時候，發生持續性疼痛，那種疼痛往往放散到大腿部，在運動、行房事、大便的時候，更加痛得厲害，這種症狀，常和子宮周圍的炎症一同發生，因為這個緣故，淋菌侵犯喇叭習和卵巢之後，往往變成不姙症。

女子淋病之治療法　女子在患尿道和生殖器的時候，須要使身體十分安靜，嚴禁行房事，在飲食方面須要選取容易消化的食物，避去有刺激性的物品，又當按其素體之虛實強弱施以相當之藥石。

中醫治淋病，分為五種，有石淋、膏淋、勞淋、氣淋、血淋。石淋下如砂石，膏淋下如膏脂，勞淋從勞役而得，氣淋氣澀不通，臍下悶痛，血淋瘀血停蓄，尿道刺痛，多以五淋散為主，方用　赤茯苓三錢　白芍藥三錢　山梔仁三錢　當歸一錢　甘草一錢　加燈心水煎服

加減法　氣淋加荆芥　香附　生麥芽　血淋加牛膝　桃仁　紅花　生地　或入麝香少許　勞淋合補中益氣湯　石淋合六一散　膏淋合萆薢分清飲

自古治淋病多以利水為主上海為中國繁盛之區其最多之病厥惟花柳。花柳中。最多之症。莫如淋濁。淋濁為花柳病之輕淺小恙。但延久不治。或治不得法。亦易成為痼疾。或變為下疳横痃。不可因其小恙而漫不加察也本病之潛伏期為一週至二週其自覺症狀。為小便頻數。尿量不多。尿液經過尿道。有熱烈疼痛之感覺。尿呈黄紅色而夾有砂粒狀之硬塊。平時亦有淡黃色之粘液，徐徐排出，封閉陰莖口，而使時作奇痛。是因淋菌盤踞尿道和膀胱之所致也。

吾人既知淋濁之病灶在膀胱，則治療之法，自以通利小便為第一義。蓋小便利，則膀胱之病毒得藉尿液之沖洗而排除盡淨也。查衛生寶鑒有八正散一方，用瞿麥、扁蓄、車前、滑石、木通、山梔、甘草、大黃，擧係利水之品，刺激腎臟，使尿量加多，毒不能留，則病自愈矣。張隱謂「小便不利者，用麻黃杏仁，配八正散，内加二味，其應如響」，則本方不僅為白濁專方，即癃秘水腫，亦易收提壺之效。至其所以加麻黃杏子者，以二味皆能開肺，取「上竅」

花柳科

而下竅自利出之義也

我校示